SUPER
FOODS

Gesunde Kraftquellen
aus unserer Heimat

INHALT

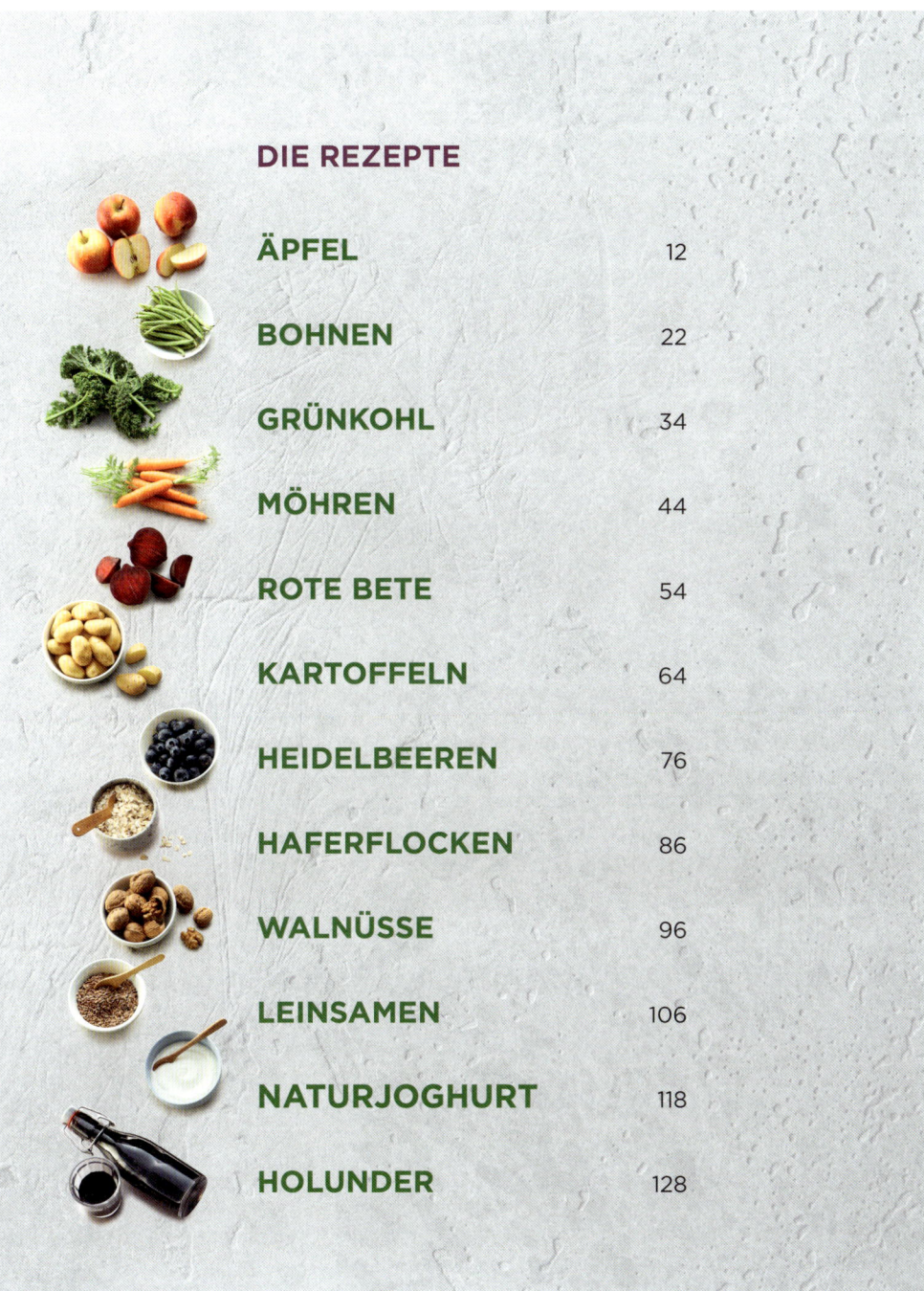

DIE REZEPTE

VORWORT

Liebe Leserin, lieber Leser,

uns alle verzaubern Geschichten aus fernen Ländern. Je exotischer, desto faszinierender! Und wir können sicher eine Menge lernen aus den Überlieferungen der Maya und Azteken, von den indigenen Völkern des Amazonasgebiets. Auch die chinesische Kultur hält einen riesigen Erfahrungsschatz bereit, den wir für uns nutzen können, um gesünder zu leben. In all diesen Regionen kommen traditionelle Pflanzenprodukte auf den Tisch, die sehr viele Vitamine, Nährstoffe und sekundäre Pflanzenstoffe enthalten. Als Superfoods finden wir sie mittlerweile auch bei uns im Supermarkt: Gojibeeren aus China, Chiasamen aus Guatemala und Mexiko, Açaíprodukte aus Brasilien.

Ihr gesundheitlicher Wert ist unbestritten: Superfoods sind wahre Kraftpakete für unseren Stoffwechsel. Allerdings haben sie auch Nachteile: Lange Transportwege belasten die Umweltbilanz, auch die Qualität kann im Schiffscontainer deutlich sinken. Die Produktionsbedingungen vor Ort sind bisweilen fragwürdig – Stichwort: Pestizide. Und teuer sind sie auch.

Zum Glück enthalten viele heimische Nahrungsmittel ebenso viele gesunde Inhaltsstoffe wie die Exoten – oder übertreffen sie sogar. Die besten Superfoods, die vor unserer Haustüre wachsen, stellen wir Ihnen auf den folgenden Seiten vor. Die beste Zeit für den Einkauf finden Sie in dem Saisonkalender am Ende des Buchs.

Wagen Sie doch mit den Rezepten ab Seite 13 ab und zu ein Gericht, das Sie bisher noch nicht für sich entdeckt haben. Sie werden sehen: Um den Gaumen zu verzaubern, brauchen Sie keine exotischen Zutaten. Oft tut es die raffinierte Zubereitung.

Ihr

Dr. Hans Haltmeier
Chefredakteur Apotheken Umschau

WAS SIND EIGENTLICH SUPERFOODS?

Superfoods sind der Inbegriff des Glücksversprechens – sie sollen gesund, fit und schlank machen, das Immunsystem stärken, als Jungbrunnen wirken und, und, und ... Grund genug, sie einmal genauer unter die Lupe zu nehmen und aus Sicht der Ernährungsmedizin zu prüfen, was wirklich an all den Versprechungen dran ist.

Besonders die Exoten unter den Superfoods haben sich als Gesundheitstrendsetter einen Namen gemacht. Sie sind Ihnen bestimmt bekannt: Goji- und Açaíbeeren, Kokosblütenzucker, Matchatee und Chiasamen gehören zu den häufigsten Vertretern. Ihre exotischen Namen lassen zu Recht vermuten, dass es sich dabei um weit gereiste Lebensmittel handelt. Dies ist nicht nur im Zeichen des Klimawandels ungünstig, auch ver-

lieren diese Zutaten auf ihren langen Transportwegen gesundmachende Inhaltsstoffe. Und das, obwohl man für sie oft tief in die Tasche greifen muss. Verbraucherzentralen weisen zudem darauf hin: Exotische Superfoods sind oftmals mit Schadstoffen belastet. Teils ranken sich um bestimmte Superfoods sogar Mythen: So soll ein Teelöffel aufgeweichter Chiasamen Kriegern die Energie für einen ganzen Tag geschenkt haben. Ob diese

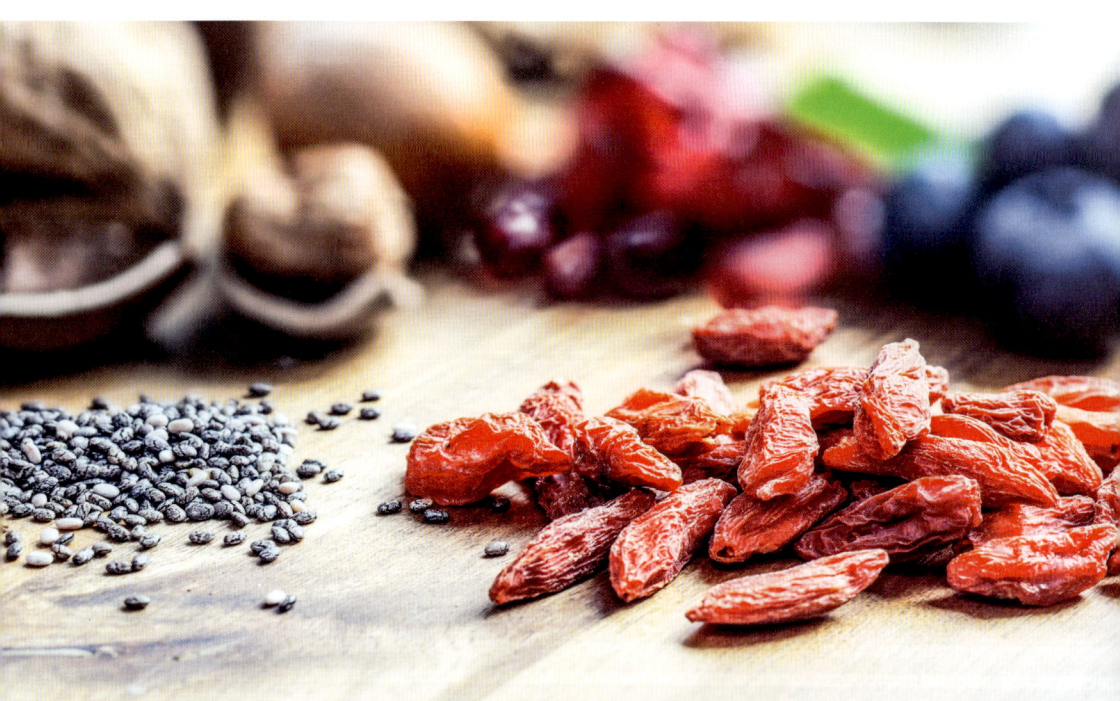

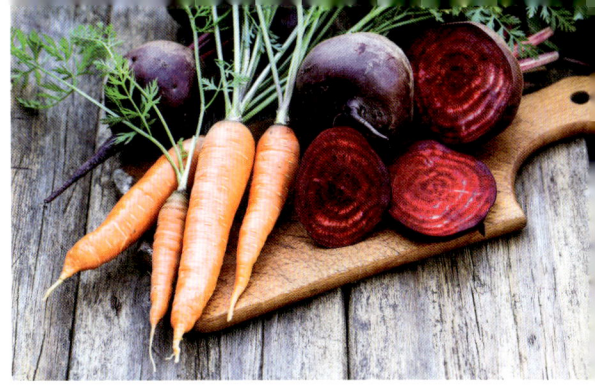

Lebensmittel tatsächlich auch nur annähernd so supergesund sind, wie sie gelten, wird sich wissenschaftlich nie nachweisen lassen. Was sich hingegen gut im Labor feststellen lässt: Der tatsächliche Nährwert. Wenn besagte Gojibeeren genauer untersucht werden, zeigt sich: Schwarze Johannisbeeren übertreffen den Vitamin-C-Gehalt des sagenumwobenen Exoten sogar noch. In Gojibeeren lassen sich etwa 29 bis 140 Milligramm Vitamin C finden, während es bei Johannisbeeren etwa 177 Milligramm sind. Noch dazu verzehrt es sich mit den heimischen Beeren deutlich kalorienärmer.

Sie sehen daran: Viele Gründe sprechen dafür, zu Lebensmitteln mit Superinhaltsstoffen zu greifen, die direkt vor Ihrer eigenen Haustür wachsen. Dafür müssen weder Sie noch die Nahrungsmittel um die halbe Welt reisen. Mit den 12 Kraftpaketen Apfel, Bohne, Grünkohl, Möhre, Rote Bete, Kartoffel, Heidelbeere, Holunder, Haferflocken, Walnuss, Leinsamen und Naturjoghurt zaubern Sie sich und Ihre Familie gesund und vital. Und das Tag für Tag auf die leckerste und kostengünstigste Art und Weise.
Denn wenn Sie die jeweiligen Superfoods zu ihrer Saison kaufen, sind diese häufig besonders günstig. Deshalb finden Sie in der hinteren Buchklappe einen Kalender – für jedes im Buch erwähnte Lebensmittel ist dort angegeben, in welchem Monat es als Lagerware und wann es frisch erhältlich ist. So ist garantiert, dass die positive Auswirkung auf Ihre Gesundheit so groß wie möglich ist.

DIE WIRKUNG VON ESSEN AUF DIE GESUNDHEIT

Um den Körper mit allen wichtigen Nährstoffen zu versorgen, braucht er eine ausgewogene Mischung von Kohlenhydraten, Fetten und Proteinen (Eiweiß). Empfohlen wird die sogenannte vollwertige Mischkost. Als Kohlenhydratlieferanten werden Gemüse und Obst empfohlen, dazu Vollkornprodukte, sprich: Reis, Pasta, Brot und Co. sollten aus dem vollen Korn hergestellt sein. Die in diesen Lebensmitteln enthaltenen Ballaststoffe quellen im Darm auf, machen so länger satt und wirken sich positiv auf den Blutzuckerspiegel aus. Als optimale Zufuhr gelten 30 Gramm Ballaststoffe pro Tag. Wie sich dies erreichen lässt? Beispielsweise mit drei Scheiben Vollkornbrot, einer Portion Müsli, zwei bis drei Kartoffeln, zwei Möhren, einer Knolle Rote Bete, einem Apfel und einer Portion roter Grütze. Nicht ohne Grund finden Sie zu all diesen Lebensmitteln Rezepte weiter hinten im Buch.

Woran Sie sich bei den Fetten und den Proteinen richten können? Fett sollte vor allem pflanzlicher Herkunft sein.

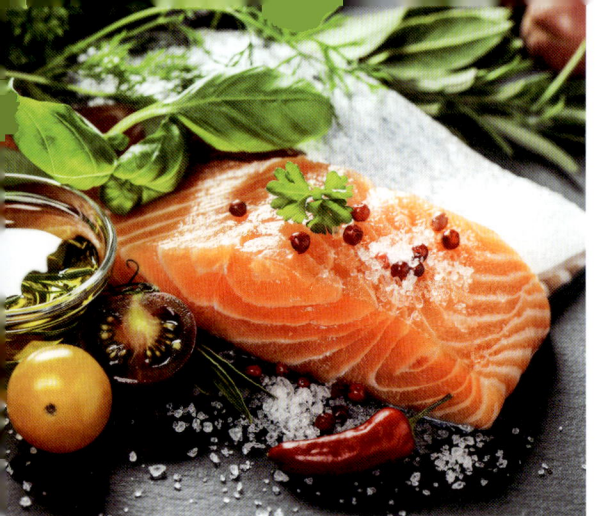

WAS MIKRO-NÄHRSTOFFE LEISTEN

Neben den Makronährstoffen, die so heißen, weil sie den Hauptteil unserer Nahrung ausmachen, sind auch Mikronährstoffe wichtig. Darunter versteht man Mineralstoffe, Spurenelemente und Vitamine. Heimische Obstsorten wie die bereits genannte Schwarze Johannisbeere sind wahre Vitaminbooster. Da unser Körper Vitamine, abgesehen von Vitamin D und K nicht selbst herstellen kann, müssen sie über die Nahrung zugeführt werden – meist über reichlich Obst und Gemüse. Nur so sind sie in der Lage, ihre vielfältigen Aufgaben auszuführen: Vitamine stärken Knochen, Muskeln und das Immunsystem. Sie helfen unserem Stoffwechsel dabei, Haut und andere Gewebe aufzubauen. Zudem fangen sie aggressive Sauerstoffverbindungen ab, sogenannte freie Radikale.

Setzen Sie auf ungesättigte Fettsäuren, wie sie in fettreichem Fisch und pflanzlichen Ölen enthalten sind. Von Transfettsäuren, die bei der industriellen Verarbeitung von Fetten entstehen, sollten Sie ganz die Finger lassen, da sie für unsere Gesundheit besonders gefährlich sind. Bei Proteinen kommt es ebenfalls auf die Qualität an: Eier, Milch und Milchprodukte, fettarmes Fleisch und fetter Fisch wie Lachs, Hering oder Makrele sind empfehlenswert sowie pflanzliche Produkte wie Getreideflocken oder Hülsenfrüchte.

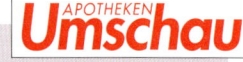

EINE ÜBERDOSIS VITAMINE?

Es ist nahezu unmöglich, mit seiner Ernährung eine Überdosis Vitamine aufzunehmen. Lediglich für Schwangere kann eine überhöhte Dosis von Vitamin A, wie sie zum Beispiel nach starkem Verzehr von Leber auftreten kann, zu Fehlbildungen des Kindes führen.
Sie greifen gern zu Vitaminpräparaten? Hier ist Vorsicht geboten. Zu hohe Mengen können nachteilige Auswirkungen auf die Gesundheit haben. Sie sind nur anzuraten, wenn der Arzt einen Mangel feststellt oder wenn Frauen schwanger sind oder es werden möchten. Dann sollten sie zu Folsäure greifen. Auch bei älteren Menschen kann es mitunter ratsam sein, bestimmte Vitamine zuzuführen. Dies sollte vorab unbedingt mit dem Hausarzt abgeklärt werden.

DIE AUFGABEN VON SEKUNDÄREN PFLANZENSTOFFEN

Sekundäre Pflanzenstoffe vollbringen wichtige Aufgaben. Auch sie schützen Zellen vor reaktiven Sauerstoffverbindungen. Sie dämmen zudem Entzündungsprozesse ein und leisten einen wichtigen Beitrag zur Vermeidung von chronischen Erkrankungen. Die Stoffe lassen sich in fünf Gruppen zusammenfassen: Bitterstoffe, Pflanzenfarbstoffe, Duft- und Aromastoffe, Abwehrstoffe sowie Pflanzenhormone.

Bitterstoffe sind beispielsweise in Hülsenfrüchten, Soja, Spargel und Hafer enthalten. Sie regen unter anderem die Bildung von Körpersäften in Mund, Magen und Galle an, wirken als natürliches Antibiotikum und zügeln die Lust auf Süßes.

Der Name sagt es schon: **Pflanzenfarbstoffe** kommen vor allem in roten, gelben, blauen und violetten Gemüse- und Obstsorten vor. Sie senken das Risiko für bestimmte Krebserkrankungen wie auch für Herz-Kreislauf-Erkrankungen. Und nicht nur das: Sie besitzen zudem eine antioxidative, antibiotische, blutdrucksenkende und entzündungshemmende Wirkung. Darüber hinaus machen sie auch unser Gehirn fitter. Alles wichtige Gründe für einen täglichen Teller „Buntes"!

Die in Pflanzen enthaltenen **Duft- und Aromastoffe** sorgen für einen intensiven Geruch. Sie ahnen es: Diese Stoffe kommen vor allem in Zwiebelgewächsen und in Minze oder Zitrone vor. Auch sie sollen das Risiko für bestimmte Krebserkrankungen senken. Zudem wirken sie ebenfalls antibiotisch, antioxidativ sowie blutdruck- und cholesterinsenkend.

Abwehrstoffe heißen so aufgrund ihrer Funktion, Lebensmittel vor Fraßfeinden zu schützen. Dies gilt für alle Kohlarten, Rettich, Radieschen, Kresse und Senf. Aber auch in Kaffee, Tee, Vollkornprodukten und Nusskernen kommen sie vor. In unserem Körper arbeiten sie ebenfalls auf diese Weise: Sie wirken antioxidativ, das heißt, sie bewahren uns vor freien Radikalen. Darunter versteht man aggressive Moleküle, die im Stoffwechsel entstehen und zu Zellschäden führen können. Auch beeinflussen sie unser Immunsystem positiv.

Die **Pflanzenhormone** können körpereigene Hormone nachahmen oder hemmen. Sie sind hauptsächlich in Soja- und Sojaprodukten, aber auch in Hülsenfrüchten, Vollkornprodukten und Leinsamen enthalten. Sie schützen unsere Knochen, stärken unser Immunsystem und wirken ebenfalls als Radikalfänger. Auch vor Krebs sollen sie schützen.

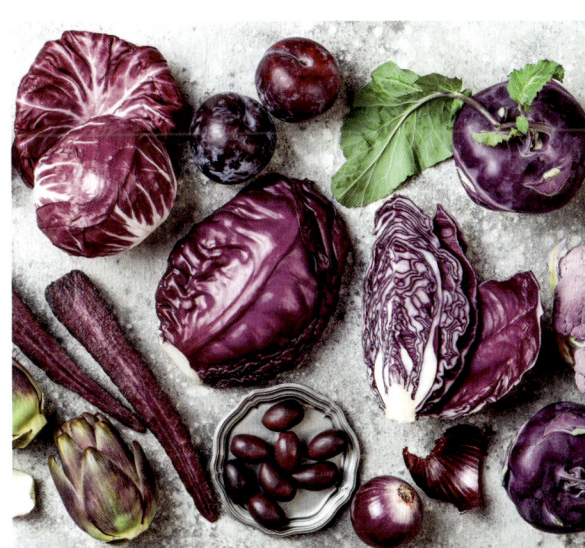

MINERALSTOFFE UND SPUREN- ELEMENTE

Unser Körper benötigt Mineralstoffe für den Elektrolyt- und Wasserhaushalt. Zudem spielen sie eine große Rolle für das Immunsystem und den Aufbau von Knochen, Muskeln und Zähnen sowie für die Zellteilung. Auch für den Sehvorgang und unser Nervensystem sind sie wichtig. Für all diese Prozesse brauchen wir in größeren Mengen Natrium, Chlorid, Kalium, Kalzium, Phosphor und Magnesium. In geringeren Dosen dagegen unter anderem Eisen, Jod, Fluorid, Zink und Selen. Deshalb heißen diese Stoffe Spurenelemente.

MEHR SUPER- FOODS AUF DEM SPEISEPLAN

Der kurze Abriss über Nährstoffe zeigt: Je bunter und vielfältiger, je naturbelassener und regionaler Sie essen, desto mehr Vorteile können Sie aus der Nahrung ziehen. Mit den 12 Helden, die in diesem Buch genauer vorgestellt werden, sind Sie in Sachen Gesundheit optimal gerüstet. Dies bedeutet jedoch nicht, dass Sie ab sofort von morgens bis abends nur noch Superfoods zu sich nehmen müssen. Wie Sie auch die Ballaststoffzufuhr langsam steigern sollten, damit sich die Verdauung daran gewöhnen kann, bauen Sie einfach mehr und mehr genussvolle Super-

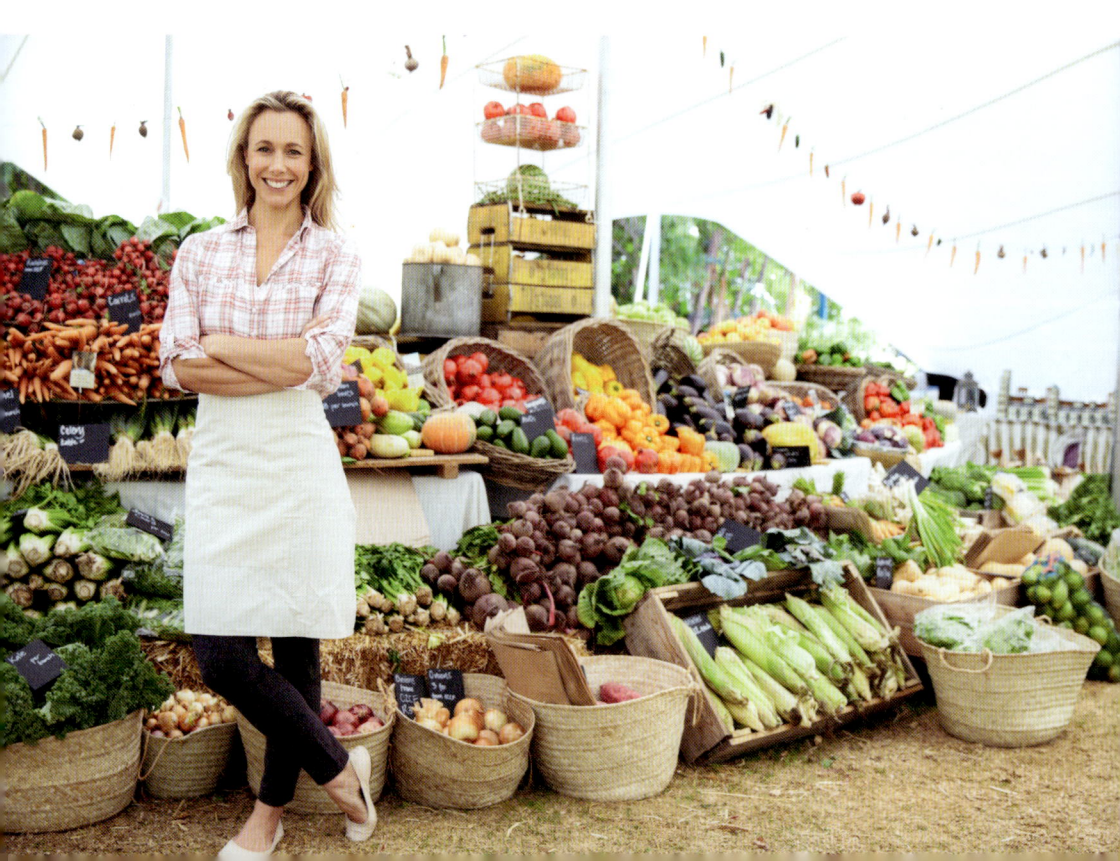

foods-Rezepte in Ihren Speiseplan ein und erhöhen langsam die Nährstoffdichte. Denn Ziel unserer Ernährung sollte ein möglichst hoher Nährstoff- bei einem möglichst geringen Energiegehalt sein. Gehen Sie deshalb auf Entdeckungsreise: Welche Apfelsorten werden auf dem Markt feilgeboten? Wächst Holunder ohnehin in Ihrem Garten und wartet praktisch schon auf Verarbeitung? Probieren Sie doch auch einmal aus, wie selbst gemachter Joghurt schmeckt. Oder schauen Sie, ob Sie unter all den bunten Möhrensorten „Ihre" Lieblingsmöhre entdecken.

GESUND ESSEN – SO PUR ES GEHT

Der große Vorteil, wenn Sie diese Lebensmittel in ihrer Reinform genießen, liegt auf der Hand: Sie wissen immer, was in Ihrem Essen drinsteckt. Viel zu stark sind Nahrungsmittel heutzutage industriell vorverarbeitet und damit von ihrem Naturzustand maximal weit entfernt. Egal ob Fertiggerichte, Tiefkühlpizza oder abgepackter Kuchen: Darin stecken unnötig große Mengen an ungesunden Fetten sowie zu viel Zucker und Salz. „Kauf nichts, was deine Großmutter nicht als Essen erkannt hätte", lautet ein sehr sinnvoller Rat in diesem Zusammenhang. Wie lecker ist doch da der Apfel direkt vom Baum oder die frisch geerntete Rote Bete aus dem Gemüsegarten. Wer in der Stadt wohnt und keinen Gemüsegarten hat, wird auf Wochenmärkten fündig und kann die gekauften Schätze

flugs daheim verarbeiten. Auf Seite 32 bekommen Sie ein paar Tipps, wie Sie Wildkräuter selbst ernten und auf Seite 138 erfahren Sie, wie Sie zum Hobbygärtner auf der Fensterbank werden.

MUSS ES IMMER BIO SEIN?

Bio-Produkte scheinen tatsächlich eine positive Auswirkung auf unsere Gesundheit zu haben. Laut einer Studie erkrankten beispielsweise Kleinkinder, denen anstelle von konventioneller Milch Bio-Milch gegeben wurde, weniger häufig an Hauterkrankungen. Eine andere Studie kommt zu dem Ergebnis, dass in Nutzpflanzen biologischer Herkunft bis zu 60 Prozent mehr Antioxidantien enthalten waren als in herkömmlichen Produkten. Auch zeigen Analysen, dass Lebensmittel aus ökologischer Landwirtschaft weniger Pestizide und deutlich weniger Nitrat aufweisen. Zudem sind Zusatzstoffe, die allergieähnliche Reaktionen nach sich ziehen können, in Nahrungsmitteln verboten. Auch dürfen verarbeitete Bio-Lebensmittel wie Brot oder Käse nicht mit Geschmacksverstärkern angereichert werden. Ein weiterer Vorteil: Die EG-Öko-Verordnung lässt keine gentechnische Veränderung von Bio-Lebensmitteln zu. Dies gilt auch für alle weiteren Öko-Richtlinien, um den ökologischen Grundgedanken zu gewährleisten.

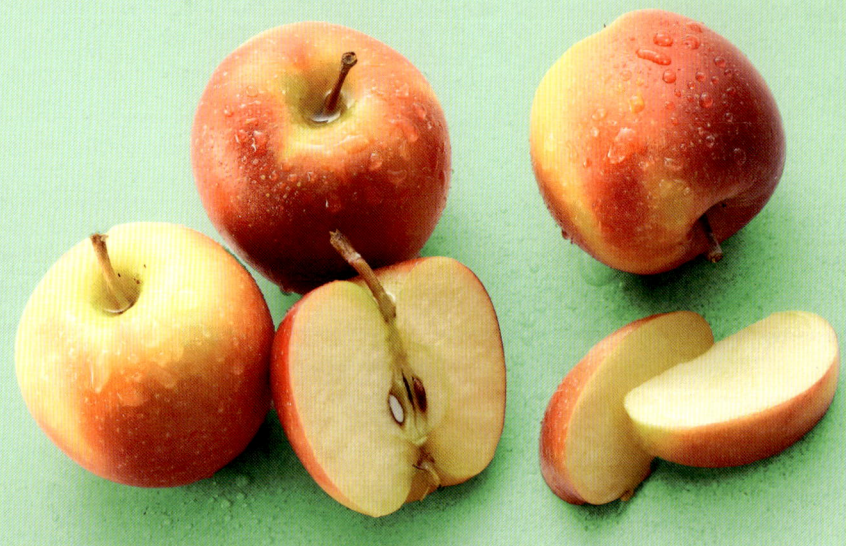

APFELLIEBE

Superfood trifft Supergeschmack: Es gibt kaum jemanden, der knackige und je nach Sorte süß bis säuerlich schmeckende Äpfel nicht mag. Alles Wichtige über das beliebteste Obst der Deutschen in einem Steckbrief mit Infos zu Gesundheitsbenefits und Lagerung.

STECKBRIEF

SAISON: Äpfel halten sich sehr lange – und können dazu noch gut gelagert werden. Deshalb ist das Lieblingsobst der Deutschen das ganze Jahr über erhältlich.
Hauptsaison: September bis April
Nebensaison: Mai bis August

SORTEN IN DEUTSCHLAND: Es gibt mehr als 4000 Apfelsorten.

LAGERUNG: Nur Äpfel lagern, die keine Druckstellen, Fraßspuren oder Fäulnis aufweisen. Das Gemüsefach im Kühlschrank eignet sich gut zur Aufbewahrung, nur zu kalt sollte es nicht sein, da Äpfel keinen Frost vertragen. Gute Vorratsräume sind zudem dunkle Kammern oder der Keller. Das Obst braucht genügend Luft, damit es nicht schimmelt.

VITAMINGEHALT: Nicht umsonst gibt es den Spruch: „An apple a day keeps the doctor away". Ein Apfel liefert Vitamine, Mineralstoffe und sekundäre

APFELMOUSSE MIT MINZEBLÄTTCHEN

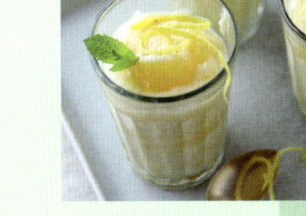

FÜR 4 PERSONEN
1 ½ Bio-Zitronen · 4 Äpfel
ca. 100 g Puderzucker · 400 g Sahne
einige Minzeblättchen zum Garnieren
Zubereitungszeit: ca. 40 Minuten
Pro Portion: 500 kcal, 3 g EW, 32 g F, 49 g KH, 3 g BST

1 Die Zitronen heiß waschen, trocken reiben und halbieren. Die Schale jeweils fein abreiben und beiseitestellen, den Saft auspressen. Dabei darauf achten, nur die gelbe Schale zu verarbeiten, denn der weiße Teil schmeckt bitter.

2 Die Äpfel schälen, vierteln und entkernen. Das Fruchtfleisch in kleine Würfel schneiden. Die Apfelwürfel mit dem Puderzucker und 6 EL Wasser in einer Pfanne erhitzen und bei mittlerer bis starker Hitze so lange köcheln lassen, bis die Äpfel ganz weich sind.

3 Die Apfelmischung in eine Schale füllen und, falls nötig, mit dem Stabmixer pürieren. Den Zitronensaft unterrühren und abkühlen lassen.

4 Die Sahne steif schlagen und vorsichtig unter die Äpfel heben. Die Apfelmousse in kleine Gläschen füllen und zum Schluss mit Zitronenschale und Minzeblättchen dekorieren.

Pflanzenstoffe sowie leicht verdauliche Kohlenhydrate (Frucht- und Traubenzucker) und den Ballaststoff Pektin. Vor allem als Vitamin C-Lieferant punktet der Apfel. Die meisten Vitamine und sekundären Pflanzeninhaltsstoffe befinden sich in oder unter der Schale. Deshalb den Apfel mit der Schale verspeisen. Übrigens: Der Vitamingehalt variiert von Sorte zu Sorte. Den höchsten Vitamingehalt liefert die Sorte Braeburn mit 24 bis 35 mg pro 100 g Apfel.

HILFT BEI ...

Durchfall: Hierbei verliert der Körper viel Flüssigkeit und wichtige Mineralstoffe. Das Hausmittel der Wahl ist dann der geriebene Apfel – das darin enthaltene Pektin quillt im Darm auf, bindet die Flüssigkeit und verdickt auf diese Weise den dünnen Stuhl.
Halsschmerzen: Bei Halsschmerzen einen Teelöffel Apfelessig zusammen mit einem Esslöffel Honig in einem Glas heißem Wasser anrühren.

APFEL-KOHLRABI-MÖHREN-ROHKOST MIT WALNUSSCREME

FÜR 2 PERSONEN

100 g Kohlrabi
100 g Möhren
100 g Äpfel
½–1 TL Zitronensaft
Salz, Pfeffer aus der Mühle
½ Bund Schnittlauch
30 g Walnusskerne
1 EL Weißweinessig
1 EL Apfelsaft
½ EL süßer Senf
mildes Currypulver

Zubereitungszeit:
ca. 25 Minuten
Pro Portion: 154 kcal,
4 g EW, 10 g F, 12 g KH,
5 g BST

ZUBEREITUNG

1 Kohlrabi und Möhren schälen, Äpfel entkernen und mit Kohlrabi und Möhren in kleine Würfel schneiden. Mit Zitronensaft vermischen und mit Salz und Pfeffer würzen.

2 Schnittlauch waschen, trocken schütteln und in Röllchen schneiden. Die Hälfte mit Walnüssen, Essig, Apfelsaft, süßem Senf und Currypulver im Mixer oder mit dem Stabmixer zu einer Creme pürieren. Mit Salz und Pfeffer würzen.

3 Die Rohkost mit der Walnusscreme und dem restlichen gehackten Schnittlauch servieren.

TIPP

Dieser wunderbare Snack für zwischendurch hat es in sich: Als wahre Nährstoffbombe und dreifaches Superfood-Gericht eignet es sich durch die enthaltenen Vitamine und Mineralstoffe perfekt dafür, in einer Pause Ihre Reserven aufzufüllen und danach wieder voll durchzustarten.

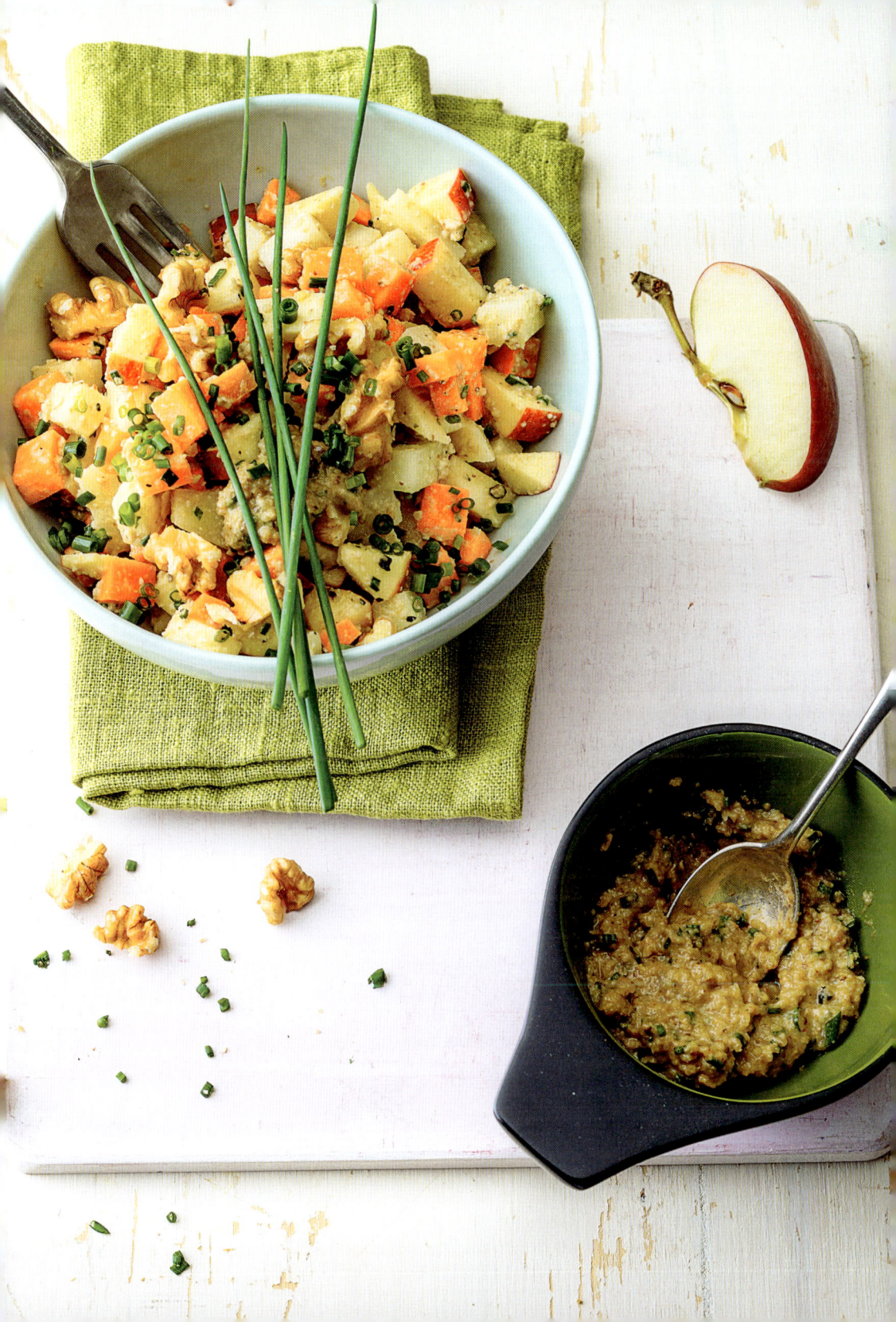

BRATÄPFEL MIT LINSENSALAT

FÜR 2 PERSONEN

2 säuerliche Äpfel
(à ca. 175 g; z. B. Elstar)
1 rote Zwiebel
30 g Walnusskerne
3 ½ EL kalt gepresstes
Olivenöl
½ TL getrockneter Majoran
Salz, Pfeffer aus der Mühle
30 g Ziegenfrischkäse
(40 % Fett i. Tr.)
1 Dose Linsen
(240 g Abtropfgewicht)
150 g Möhren
100 g Staudensellerie
100 g Radicchio
2 EL Weißweinessig
75 ml ungesüßter Apfelsaft
1 TL mildes Paprikamus
(z. B. Ajvar)
1 EL gehackte Petersilie
Öl für die Form

Zubereitungszeit: 30 Minuten
Backen: 15 Minuten
Pro Portion: 530 kcal,
10 g EW, 34 g F, 43 g KH,
10 g BST

ZUBEREITUNG

1 Backofen auf 200 °C vorheizen. Eine kleine Auflaufform (ca. 15 x 25 cm) einfetten. Äpfel waschen, die Kerngehäuse mit einem Apfelausstecher entfernen. Die Äpfel quer halbieren und noch etwas Fruchtfleisch herausschneiden, um die Öffnung zu vergrößern. Das herausgeschnittene Apfelinnere fein hacken. Die Zwiebel schälen und fein würfeln. Die Nüsse hacken.

2 In einer Pfanne 1 EL Öl erhitzen und die Zwiebel darin bei mittlerer Hitze andünsten. Walnüsse mit Majoran dazugeben und kurz mitdünsten. Zwiebel-Nuss-Mix unter das gehackte Apfelinnere mischen, mit Salz und Pfeffer abschmecken. Die Apfelhälften mit dem Zwiebel-Nuss-Mix füllen und nebeneinander in die Form setzen. Ziegenkäse in Flöckchen auf die Äpfel verteilen und mit ½ EL Öl beträufeln. Bratäpfel im Ofen auf der zweiten Schiene von unten etwa 15 Minuten backen. Herausnehmen und vor dem Servieren kurz abkühlen lassen.

3 Inzwischen die Linsen in einem Sieb abbrausen und abtropfen lassen. Möhren putzen, schälen und auf der Gemüsereibe schräg ca. 1 mm dünn hobeln. Sellerie putzen, waschen und in Scheiben schneiden. Radicchio putzen, waschen und in 2 cm breite Streifen schneiden.

4 Für das Dressing Essig, Apfelsaft, Paprikamus, Salz und Pfeffer mit dem übrigen Öl gründlich verrühren. Linsen, Möhren, Sellerie, Radicchio und Petersilie mit dem Dressing mischen und den Salat mit Salz und Pfeffer abschmecken. Zu den Bratäpfeln servieren.

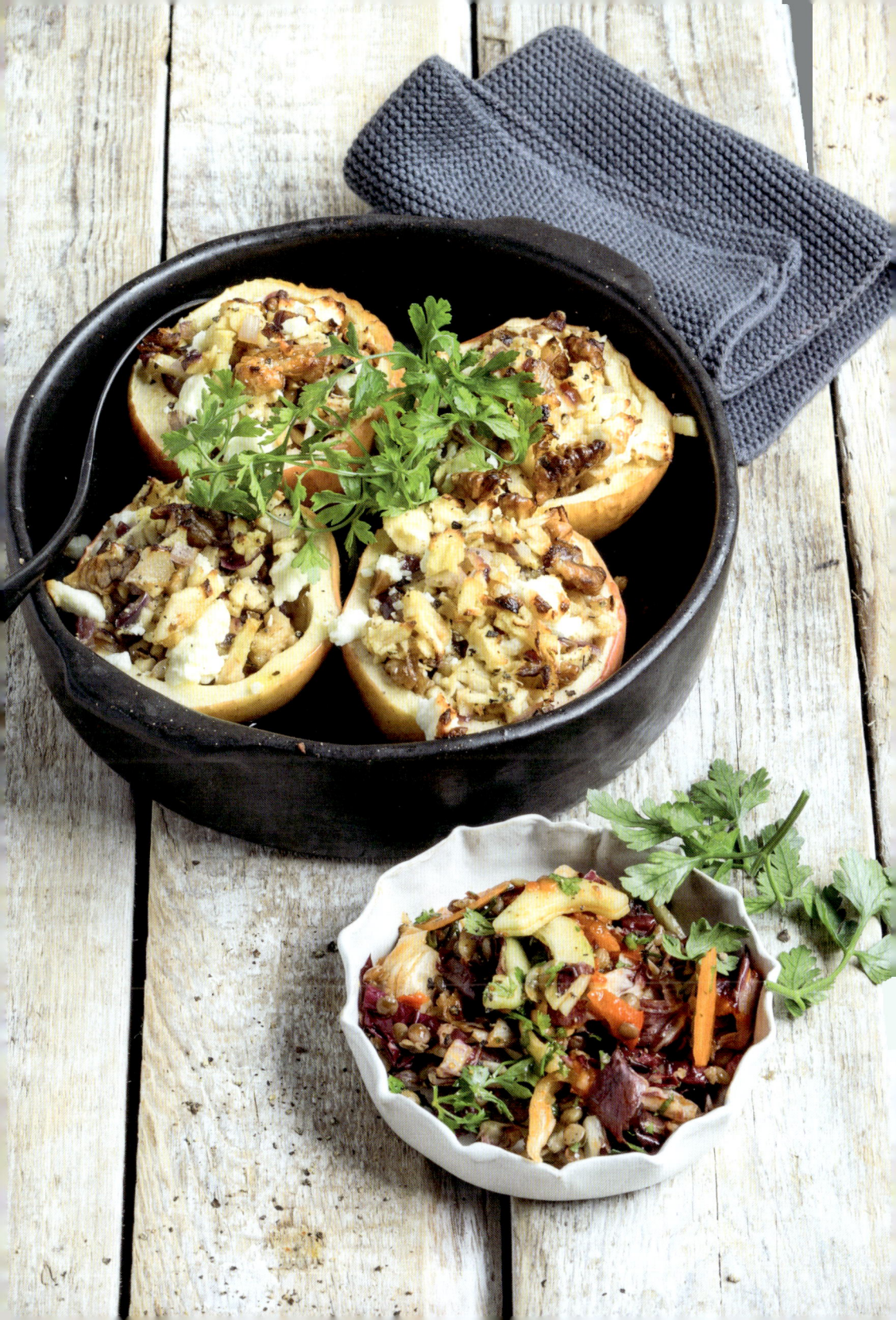

APFELCRUMBLE MIT HIMBEEREN

FÜR 2 PERSONEN

Für den Crumble:
50 g Rosinen
2 EL Rum
200 g Butter
100 g Zucker
150 g fein geriebenes
   Schwarzbrot oder
   Paniermehl
150 g Vollkornweizenmehl
Salz
Butter für die Form
200 g Himbeeren
3 säuerliche Äpfel
2 EL Zitronensaft
80 g gehackte Mandeln

Außerdem:
100 g Sahne
¼ TL Zimtpulver
1 Päckchen Vanillezucker

Zubereitungszeit:
ca. 35 Minuten
Backen: 30 Minuten
Pro Portion: 285 kcal,
28 g EW, 128 g F, 185 g KH,
28 g BST

ZUBEREITUNG

1 Für den Crumble Rosinen kurz mit heißem Wasser übergießen und abtropfen lassen. Dann in einer kleinen Schale mit Rum beträufeln und etwa 15 Minuten ziehen lassen. Den Backofen auf 170 °C vorheizen.

2 Butter, Zucker, geriebenes Schwarzbrot oder Paniermehl, Mehl und ½ TL Salz mit den Knethaken des Handrührgeräts zu einem glatten Teig verkneten. Teig von Hand zu einem flachen Fladen formen und in Frischhaltefolie gewickelt 15 Minuten im Kühlschrank ruhen lassen.

3 Eine Auflaufform mit Butter einfetten und beiseitestellen. Himbeeren verlesen, kurz unter kaltem Wasser abbrausen und auf Küchenpapier verteilt abtropfen lassen. Äpfel vierteln, schälen, entkernen und in mundgerechte Stücke schneiden. Mit Zitronensaft beträufeln.

4 Rosinen, Äpfel, Himbeeren und gehackte Mandeln gleichmäßig in der Auflaufform verteilen. Den Teig gleichmäßig in Form von groben Streuseln auf das Obst streuen. Im Ofen auf der mittleren Schiene etwa 30 Minuten backen, bis die Teigkruste goldbraun ist.

5 Sahne mit Zimtpulver und Vanillezucker steif schlagen. Apfelcrumble aus dem Ofen nehmen und etwas abkühlen lassen. Lauwarm mit der Schlagsahne servieren.

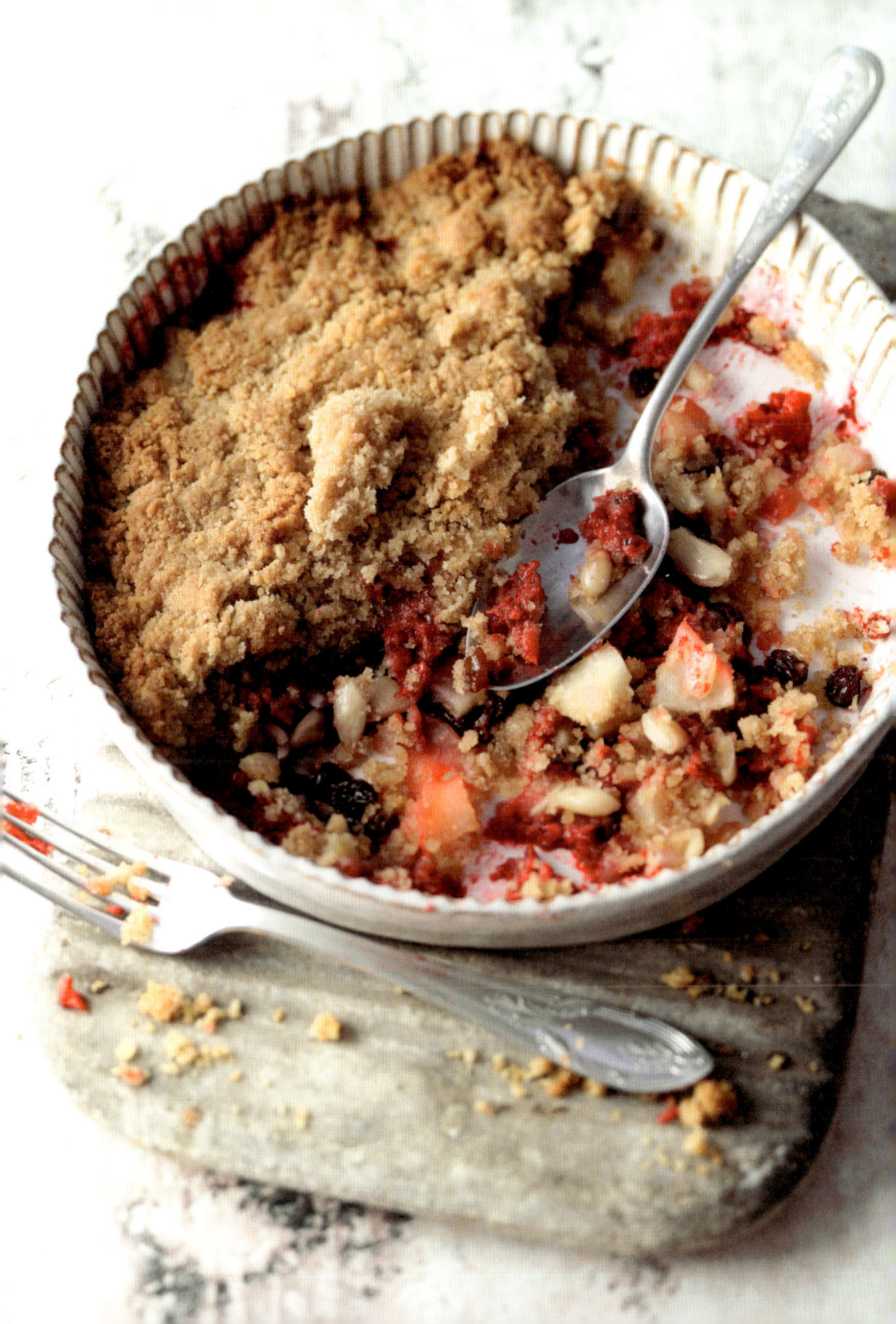

HEISSE ZIMTÄPFEL
MIT MAKRONEN

FÜR 2 PERSONEN

3 Äpfel (à 150 g;
   z.B. Cox Orange)
30 g Butter
2 EL brauner Zucker
2 EL Whisky, Cognac oder
   Amaretto (nach Belieben)
Salz
½ TL Zimtpulver
30 g kleine Makronen
   (z.B. Kakao-Amarettini)
75 g Crème fraîche

Zubereitungszeit:
ca. 25 Minuten
Pro Portion: 490 kcal,
4 g EW, 26 g F, 50 g KH,
5 g BST

ZUBEREITUNG

1 Die Äpfel schälen, vierteln und entkernen. Jedes Viertel nochmals halbieren, dann quer in Stücke schneiden.

2 Die Butter in einer Pfanne zerlassen, bis sie schäumt. Die Äpfel darin unter gelegentlichem Rühren bei mittlerer Hitze etwa 5 Minuten goldbraun braten.

3 Mit dem Zucker bestreuen und unter Rühren weiterbraten, bis der Zucker geschmolzen ist. Nach Belieben etwas Alkohol dazugeben und unterrühren. Mit 1 kleinen Prise Salz und dem Zimt abschmecken.

4 Die Makronen zerkrümeln. Diese dafür am besten in einen Plastikbeutel geben und mit einer kleinen Pfanne daraufschlagen oder mit dem Nudelholz darüberrollen. Die Äpfel in zwei Schälchen verteilen. Die Crème fraîche glatt rühren und als Klecks auf die heißen Äpfel setzen. Die Makronenbrösel darüberstreuen.

TIPP

Sauer macht lustig? Bei einer Vorliebe für säurereiche Apfelsorten sei Ihnen der Boskop ans Herz gelegt. Wenig Säure weist hingegen die Sorte Gala auf. Was viele nicht wissen: Viel Säure bedeutet nicht unbedingt, dass der Apfel zuckerarm ist – auf der sicheren Seite sind Sie mit den Sorten Idared und Delbarestivale.

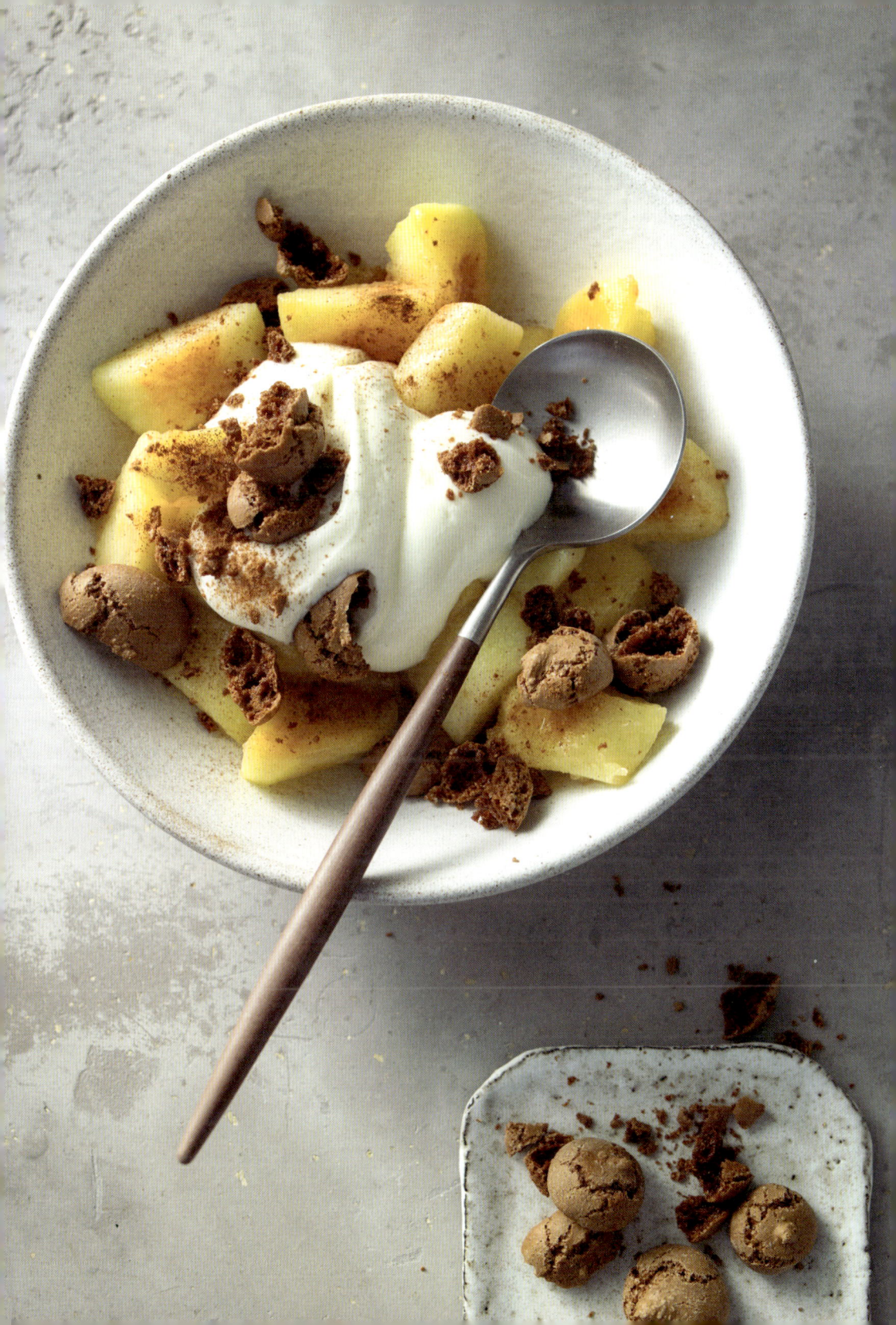

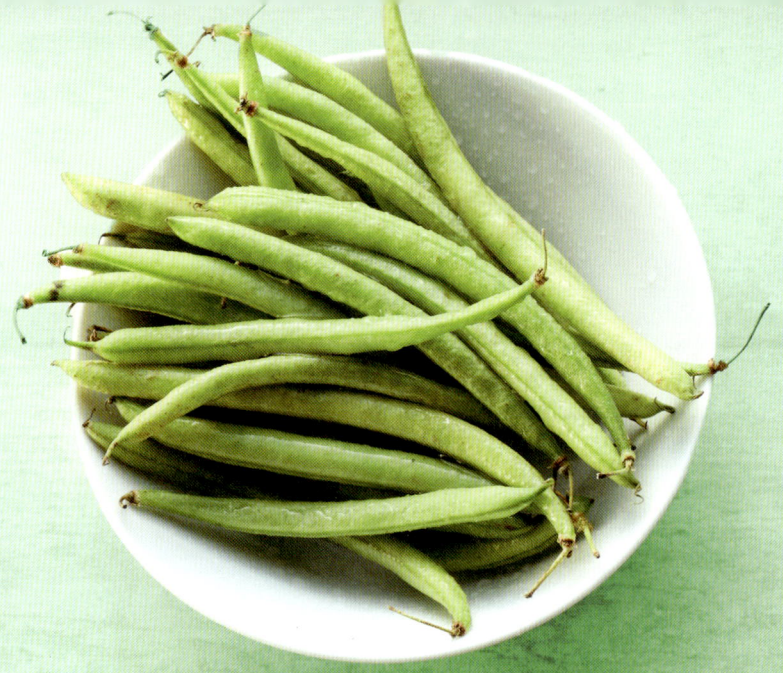

NICHT DIE BOHNE ...?

Hülsenfrüchte an sich gehören zu den unterschätzten Superfoods. Es gibt etwa 500 verschiedene Bohnensorten, hier dreht sich alles um die grüne Bohne. Sie wird auch Stangenbohne, Gartenbohne oder Buschbohne genannt. Als sogenannte Filetbohne isst man sie im Ganzen, im Gegensatz zu den Kernbohnen wie zum Beispiel Kidneybohnen.

STECKBRIEF

SAISON: Freilandbohnen werden im Sommer bis in den Spätherbst angebaut. Gewächshausbohnen sind früher und auch noch im Winter erhältlich.
Hauptsaison: Juli bis Oktober
Nebensaison: April bis Dezember

ANBAU IN DEUTSCHLAND: Grüne Bohnen können als Stangen- und Buschbohne angebaut werden.

LAGERUNG UND ZUBEREITUNG: Frisch ist die grüne Bohne, wenn sie knackig ist und sich brechen lässt. Bohnen sollten Sie schnell verzehren – oder einfrieren. Zum Auftauen sollten Sie sie kurz blanchieren. Vor dem Garen die Enden abknipsen und Fäden entfernen. Damit sie beim Garen nicht ihre Farbe verlieren, geben Sie 1 TL Natron oder Backpulver ins Kochwasser.

EINGELEGTE GRÜNE BOHNEN MIT SALBEI

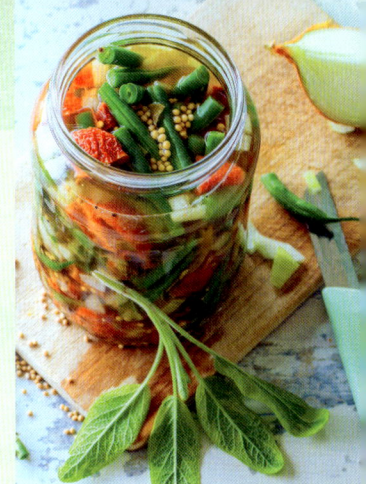

FÜR 2 PERSONEN

200 g Stangenbohnen · Salz
1 kleine Zwiebel · 3 Salbeiblätter
25 g getrocknete Tomaten · ca. 2 ½ EL Apfelessig
1 TL Senfkörner · 1 EL Zucker · ½ TL Pfefferkörner
Zubereitungszeit: ca. 30 Minuten
Pro Portion: 59 kcal, 4 g EW, 0 g F, 10 g KH, 5 g BST

1 Bohnen putzen, waschen und in mundgerechte Stücke schneiden. Mit ½ TL Salz in 300 ml Wasser etwa 10 Minuten bissfest garen. Zwiebel schälen und in kleine Würfel schneiden. Salbeiblätter heiß abspülen, trocken tupfen und grob hacken. Die getrockneten Tomaten in kleine Stücke schneiden.

2 Bohnen abgießen, dabei das Kochwasser auffangen, 125 ml abmessen und mit Essig aufkochen. Zwiebeln, Salbei, getrocknete Tomaten, Senfkörner, ½ TL Salz, Zucker und Pfeffer hinzufügen.

3 Ein Schraubglas (ca. 350 ml) mit kochend heißem Wasser ausspülen. Die Bohnen hineingeben und den kochenden Sud bis an den Rand dazugießen. Bei Bedarf noch mit kochend heißem Wasser auffüllen. Sofort mit dem ebenfalls kochend heiß abgespülten Deckel verschließen. Etwa eine Woche durchziehen lassen. Grüne Bohnen passen gut zu Bratkartoffeln.

NÄHRSTOFFGEHALT: Die grüne Bohne enthält als Hülsenfrucht viel pflanzliches Eiweiß sowie ein hohes Maß an Ballaststoffen (siehe Kasten rechts). Zudem liefert sie Vitamin B2, B6 und Betacarotin, das unser Körper in Vitamin A umwandeln kann. Auch reichlich Mineralstoffe gibt der grüne Superheld her – allen voran Kalium, Kalzium und Magnesium.

JEDES BÖHNCHEN ...

Grüne Bohnen gelten zwar als leichter verdaulich als dicke Bohnen. Dennoch kann ihr hoher Ballaststoffgehalt Verdauungsprobleme zur Folge haben. Dagegen ist ein Kraut gewachsen: Geben Sie vor dem Servieren Bohnenkraut hinzu. Roh sollten Bohnen nicht verzehrt werden, da sie giftige Lektine (z.B. Phasin) enthalten. Diese werden beim Kochen zerstört.

NIZZASALAT MIT BOHNEN UND TOMATEN

FÜR 2 PERSONEN

ca. 100 g Thunfisch
   (natur; aus der Dose)
2 Eier
100 g grüne Bohnen
Salz
100 g Cocktailtomaten
1 rote Paprikaschote
1 kleine Salatgurke
1 Knoblauchzehe
1 ½ EL Aceto balsamico
100 ml Gemüsebrühe
1 ½ EL Olivenöl
Pfeffer aus der Mühle
½ kleines Bund Frühlings-
   zwiebeln
4–5 schwarze Oliven
   (ohne Stein)
3 kleine eingelegte Sardellen
1 kleiner Kopfsalat
1 TL Kapern

Zubereitungszeit:
ca. 25 Minuten
Pro Portion: 299 kcal,
24 g EW, 19 g F, 8 g KH,
6 g BST

ZUBEREITUNG

1 Den Thunfisch abtropfen lassen und mit einer Gabel zerpflücken. Die Eier in kochendem Wasser etwa 10 Minuten garen, abschrecken, pellen und längs in Viertel teilen. Bohnen putzen, waschen und etwa 15 Minuten in Salzwasser garen, abkühlen lassen und halbieren.

2 Tomaten waschen und halbieren. Paprika längs halbieren, entkernen, putzen, waschen und in dünne, kleine Stifte schneiden. Gurke waschen, längs halbieren und in dünne Scheiben schneiden. Knoblauch schälen und durch eine Presse drücken, mit Essig, Brühe und Öl vermengen. Mit Salz und Pfeffer würzen.

3 Frühlingszwiebeln putzen, waschen und in dünne Ringe schneiden. Oliven halbieren. Sardellen abspülen und klein hacken. Vom Kopfsalat die äußeren Blätter entfernen, den Salat in die einzelnen Blätter zerteilen, waschen und trocken schütteln.

4 Kopfsalatblätter grob zerpflücken, mit Tomaten, Bohnen, Paprika, Gurken, Kapern, Sardellen und der Salatsauce vermengen. Thunfisch, Eier, Frühlingszwiebeln und Oliven auf den Salat geben.

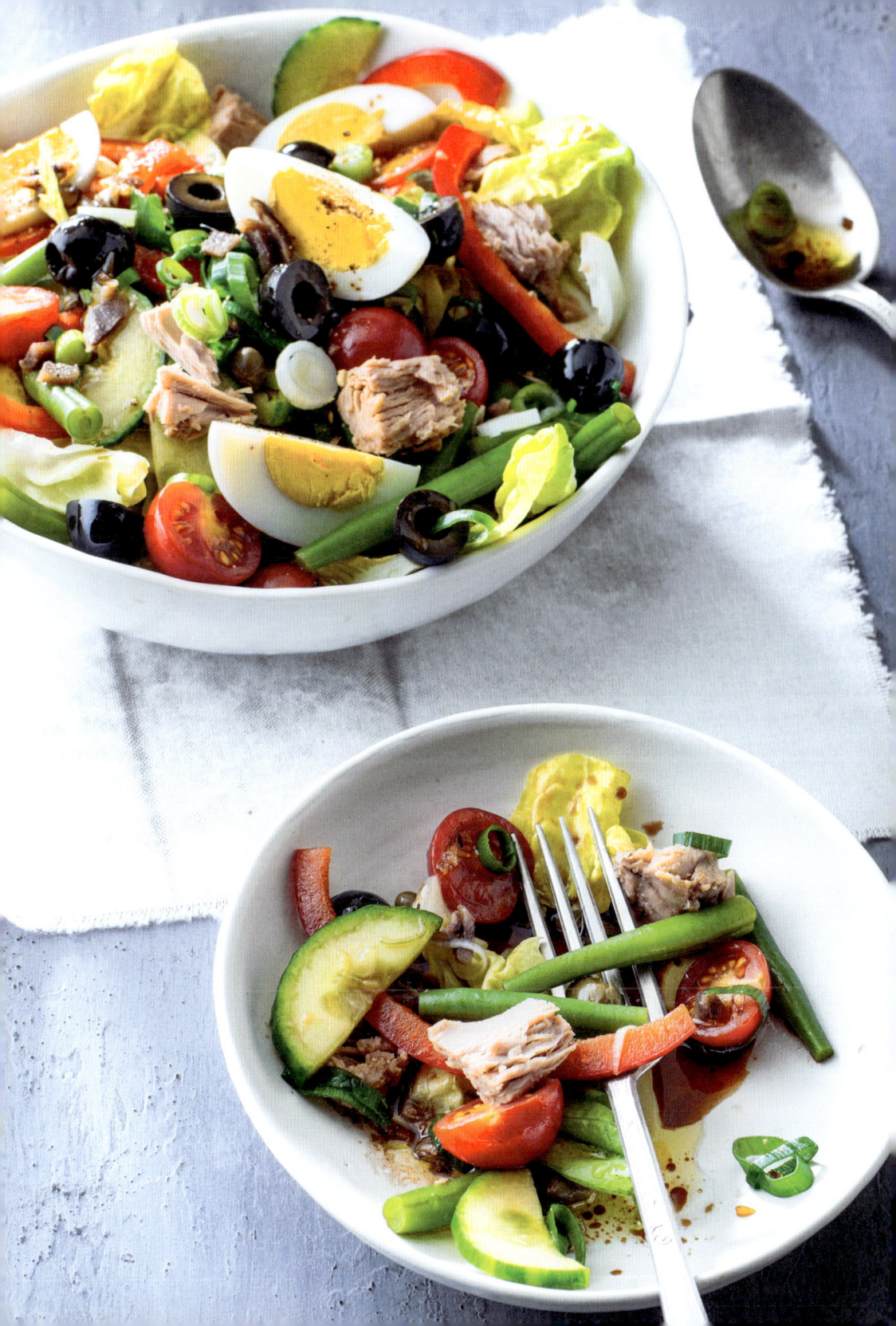

BOHNENSALAT
MIT ENTENBRUST

FÜR 2 PERSONEN

200 g grüne Bohnen
1 Schalotte
150 ml Fleischbrühe
1 Entenbrustfilet (ca. 150 g)
1 EL helles Rapsöl
½ TL getrockneter Thymian
Salz, Pfeffer aus der Mühle
1 kleine Knoblauchzehe
½ EL Walnussöl
1 EL Sherry-Essig

Zubereitungszeit:
ca. 30 Minuten
Pro Portion: 181 kcal,
17 g EW, 11 g F, 3 g KH,
3 g BST

ZUBEREITUNG

1 Die Bohnen putzen, waschen und, falls nötig, halbieren. Schalotte schälen, in kleine Würfel schneiden und mit den Bohnen 15 Minuten in der Brühe garen. Den Backofen auf 80 °C vorheizen.

2 Die Entenbrust waschen, trocken tupfen und die Haut kreuzweise einschneiden. Zuerst auf der Hautseite im heißen Rapsöl anbraten, bis die Haut kross ist, dann wenden und etwa 2 Minuten weiterbraten. Den Thymian dazugeben. Das Fleisch mit Salz und Pfeffer würzen und im vorgeheizten Ofen je nach Dicke etwa 20 Minuten ziehen lassen.

3 Die Bohnen aus der Brühe nehmen, abtropfen lassen und auf einer Platte anrichten. Den Knoblauch schälen und in feine Würfel schneiden. Knoblauch mit Walnussöl, Sherry-Essig und 50 ml Brühe verrühren. Mit Salz und Pfeffer abschmecken.

4 Die Entenbrust in Scheiben schneiden, auf den Bohnen anrichten, die Sauce darübergeben. Dazu passt Walnussbrot.

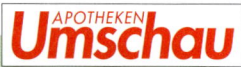

TIPP
Wenig Kohlenhydrate, voller Genuss – der Salat beweist, dass gesund und lecker kein Widerspruch sind. Die Kombination aus Entenbrust und grünen Bohnen versorgt Sie optimal mit Proteinen und macht lange satt.

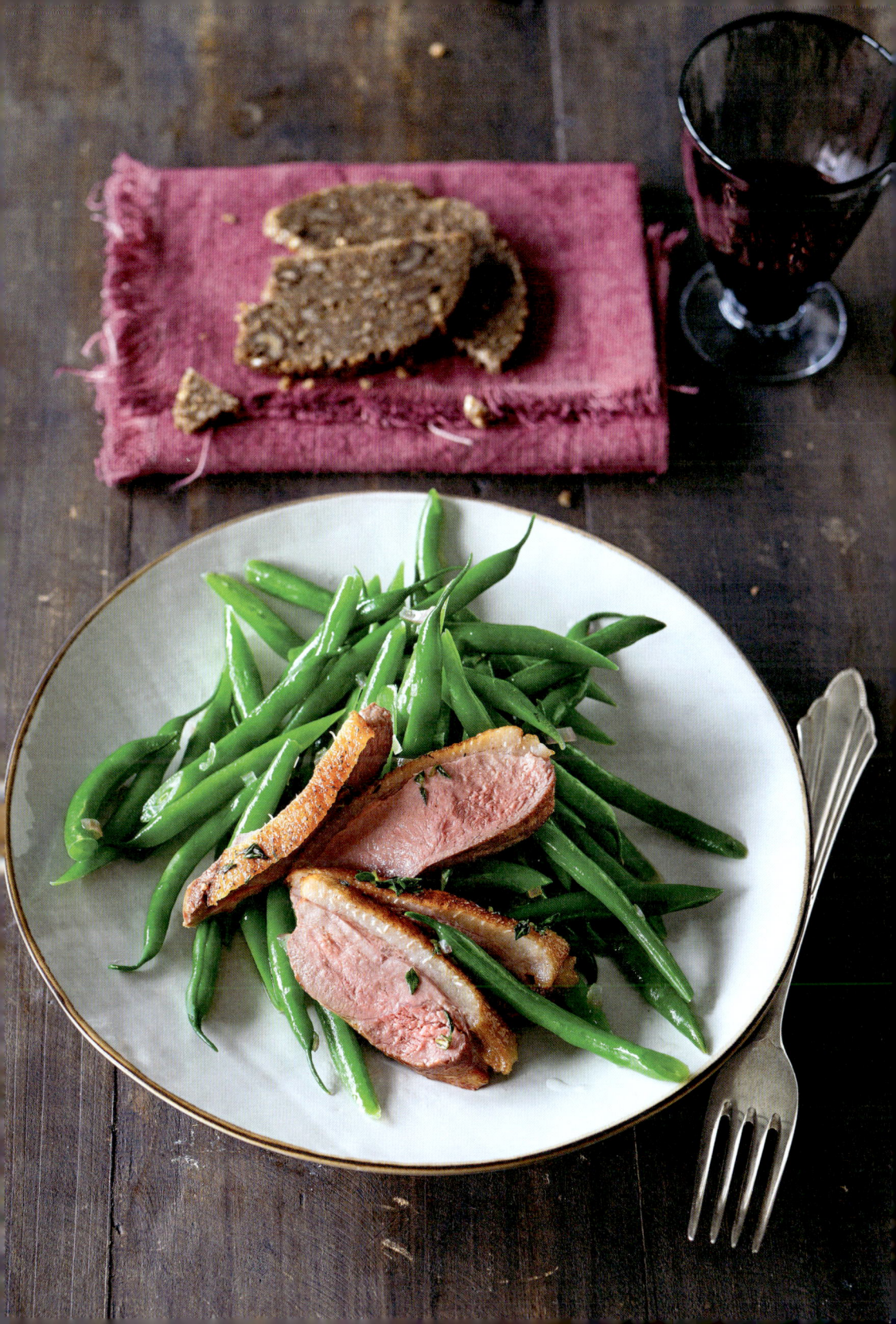

BOHNEN-GEMÜSE-EINTOPF
MIT APFEL UND BIRNE

FÜR 2 PERSONEN

1 kleine Zwiebel
100 g durchwachsener
   Räucherspeck
½ l Gemüsefond
100 g grüne Bohnen
1 Möhre
1 Stiel Bohnenkraut
2 Stiele Petersilie
100 g gekochte weiße
   Bohnen mit Kochsud
   (z.B. aus der Dose)
1 Lorbeerblatt
Salz, Pfeffer aus der Mühle
1 Frühlingszwiebel
2 große festkochende
   Kartoffeln
½ säuerlicher Apfel
½ Birne
Mehl zum Binden
   (nach Belieben)
1 EL Weißweinessig
2 EL Schnittlauchröllchen

Zubereitungszeit:
40 Minuten
Pro Portion: 440 kcal,
18 g EW, 16 g F, 51 g KH,
9 g BST

ZUBEREITUNG

1 Die Zwiebel schälen und in feine Würfel schneiden. Räucherspeck in mundgerechte Stücke schneiden und mit den Zwiebelwürfeln in einem Topf bei mittlerer Hitze auslassen. Den Gemüsefond angießen und aufkochen lassen.

2 Die Bohnen putzen, waschen und halbieren. Die Möhre putzen, schälen und in Scheiben schneiden. Bohnenkraut und Petersilie waschen und trocken schütteln. Weiße Bohnen mit Sud, grüne Bohnen, Möhre, Kräuter und Gewürze in die Suppe geben und alles zugedeckt 20 bis 25 Minuten köcheln lassen.

3 Frühlingszwiebel putzen, waschen und in feine Ringe schneiden. Kartoffeln schälen, waschen und in Würfel schneiden. Apfel und Birne schälen, halbieren und entkernen. Obstviertel in kleine Stückchen schneiden. Alles nach etwa 10 Minuten Garzeit in die Suppe geben. Ist das Gemüse gar, die Kräuter und das Lorbeerblatt entfernen.

4 Dieser Eintopf ist traditionell eine sämige Suppe. Wer möchte, kann etwas Mehl mit kaltem Wasser verrühren und die Suppe damit andicken – dafür nochmals aufkochen und dabei umrühren. Den Bohneneintopf mit Salz, Pfeffer und Essig würzen und mit Schnittlauch bestreut servieren.

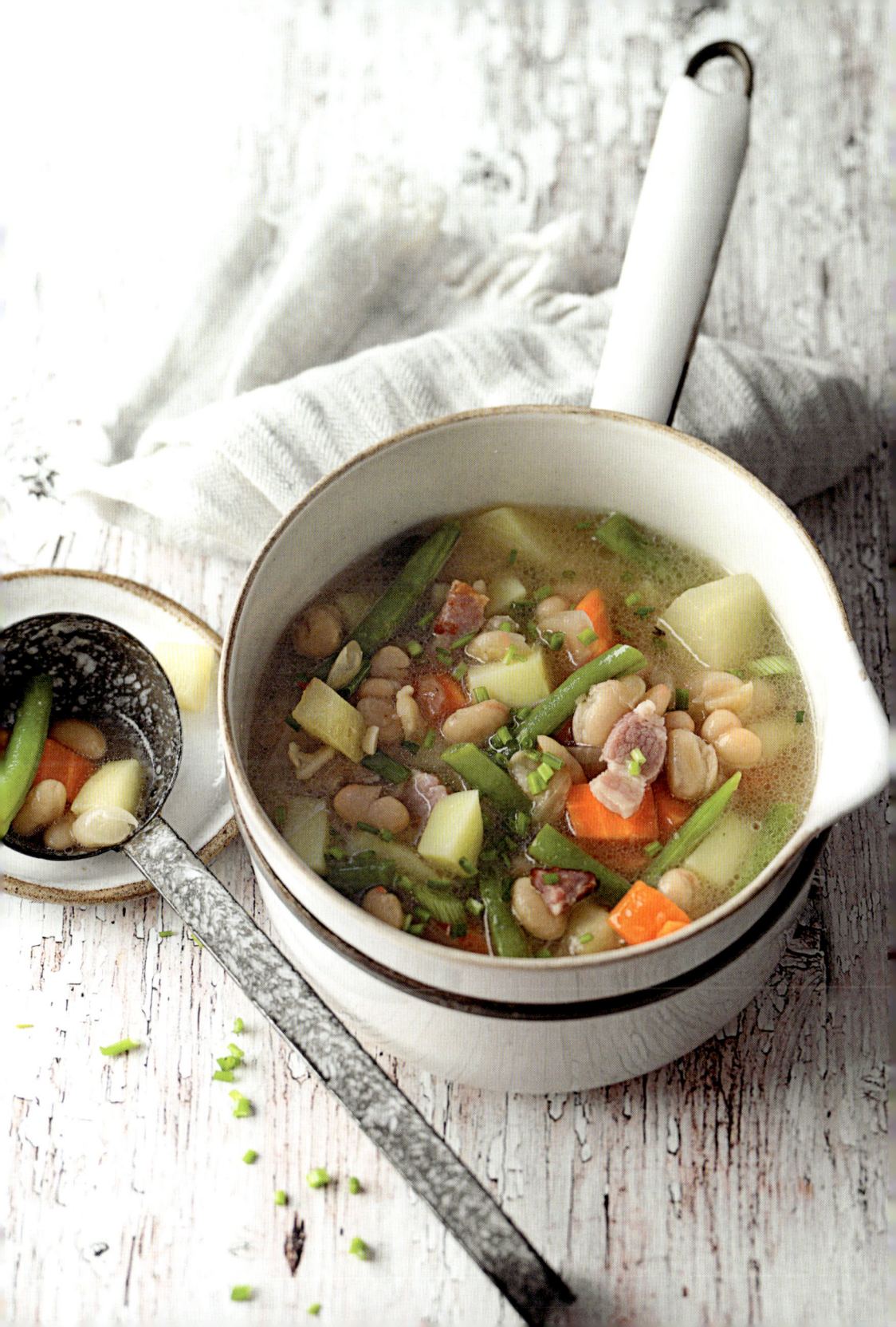

KALBSFILET MIT BOHNEN UND PETERSILIENPÜREE

FÜR 2 PERSONEN

4 Kalbsfiletsteaks (à ca. 80 g)
Salz, Pfeffer aus der Mühle
300 g grüne Bohnen
2 Stiele Bohnenkraut
1 Knoblauchzehe
½ l Gemüsebrühe
250 g mehligkochende
   Kartoffeln
250 g Petersilienwurzeln
125 ml Milch (1,5 % Fett)
2 TL Butter
frisch geriebene Muskatnuss
½ Bund Petersilie

Zubereitungszeit:
40 Minuten
Pro Portion: 360 kcal,
35 g EW, 9 g F, 31 g KH,
7 g BST

ZUBEREITUNG

1 Die Filetsteaks salzen, pfeffern und in einen Dämpfeinsatz legen. Die Bohnen putzen, waschen und nach Belieben schräg halbieren. Das Bohnenkraut waschen, die Knoblauchzehe mit dem Messerrücken andrücken, beides in einen Topf geben. Die Brühe dazugießen, aufkochen und die Bohnen hinzufügen. Den Dämpfeinsatz darauflegen und alles mit geschlossenem Deckel bei mittlerer Hitze etwa 20 Minuten dämpfen.

2 Inzwischen die Kartoffeln und Petersilienwurzeln schälen, waschen und in grobe Würfel schneiden. Beides mit der Milch in einem Topf aufkochen, salzen und mit geschlossenem Deckel bei schwacher Hitze etwa 15 Minuten köcheln lassen. Die Butter dazugeben und alles mit einem Kartoffelstampfer grob zerdrücken. Das Püree mit Salz, Pfeffer und Muskatnuss würzen. Zugedeckt warm halten.

3 Die Petersilie waschen, trocken schütteln, die Blätter abzupfen und fein hacken. Die Hälfte davon unter das Püree mischen. Das Fleisch aus dem Dämpfeinsatz nehmen, auf Teller verteilen und die Bohnen dazugeben. Die Knoblauchzehe aus dem Sud entfernen. Die Bohnen mit je 2 bis 3 EL Dämpfsud beträufeln. Das Püree daneben anrichten und die übrige Petersilie darüberstreuen.

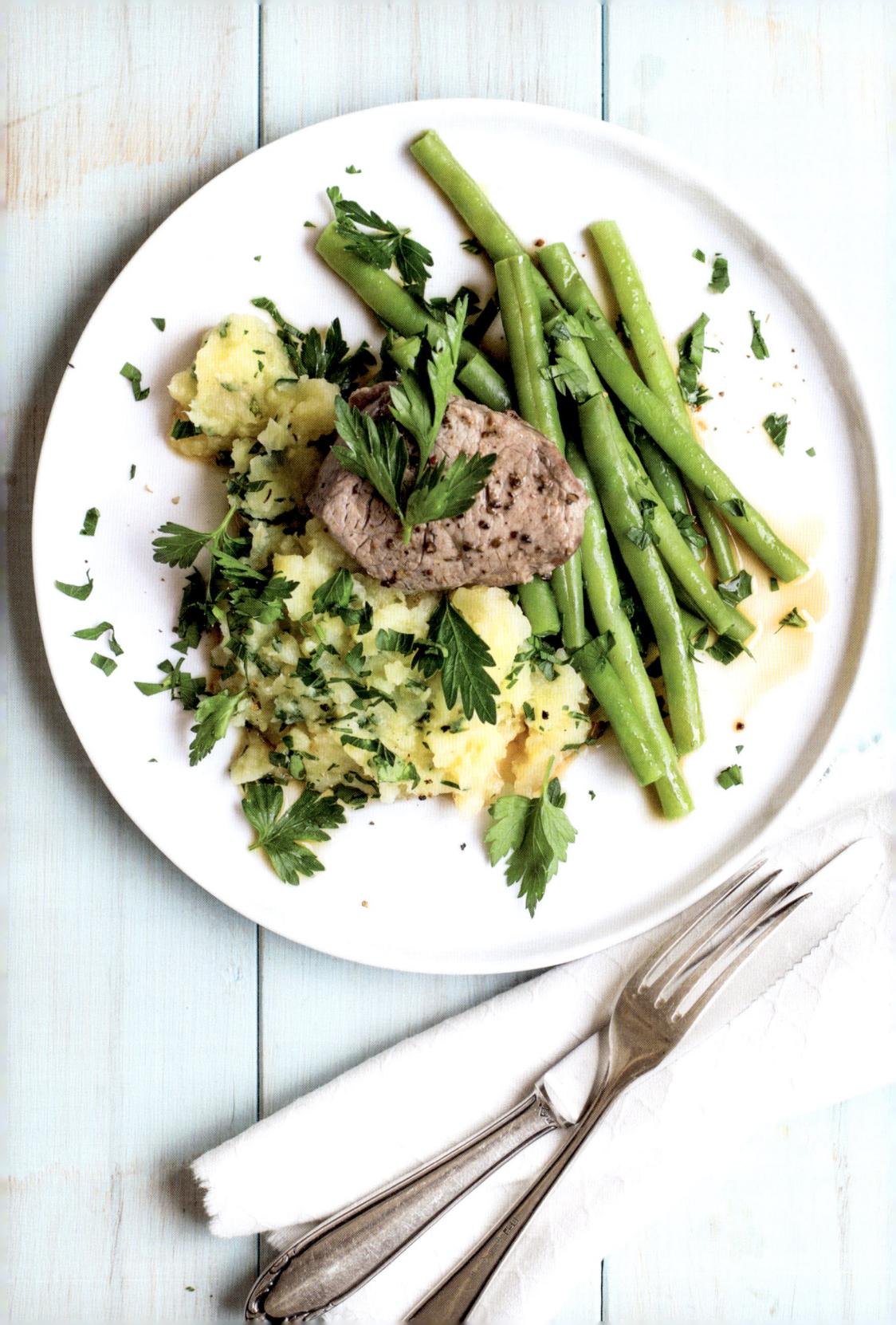

ES GRÜNT SO GRÜN
TAUSENDSASSA WILDKRÄUTER

Sie geben jedem Gericht nicht nur eine frische Note. Wildkräuter und Gartenkräuter punkten darüber hinaus mit einem echten Gesundheitsplus, enthalten sie doch jede Menge sekundäre Pflanzenstoffe, Vitamine und Mineralstoffe.

BÄRLAUCH

Erntezeit für Bärlauch ist von März bis April. Er wächst in der Natur auf schattigen, feuchten Böden und ist meist in großen Gruppen zu finden. Sein intensiver Duft ist meist schon von der Ferne wahrzunehmen. Schließen Sie außerdem die Verwechslung mit giftigen Doppelgängern wie den Herbstzeitlosen oder Maiglöckchen aus. Wegen seines würzigen Geschmacks ist Bärlauch perfekt für ein selbst gemachtes Pesto, aber auch als Salatbeigabe oder in Suppen. Bärlauch enthält viel Eisen, Kalium sowie Vitamin C und K.

PETERSILIE

Petersilie ist ein echtes Küchenallroundtalent. Zu Recht gehört sie zu unseren beliebtesten Küchenkräutern. Sie enthält viel Vitamin C, Eisen, Zink und Magnesium sowie sekundäre Pflanzenstoffe wie Phytoöstrogene. Dies sogar in einem ähnlichen Maß wie Soja. Das beliebte Grün wächst als glatte oder krause Form wunderbar im Garten oder im Kräutertöpfchen und ist so auch in den Wintermonaten ein herrlicher Genuss.

GIERSCH

Für diese Pflanze ist von März bis Mai Erntezeit. Sie wächst im Gebüsch, in Hecken und ist auch am Waldesrand zu finden. Wie die Brennnessel ist Giersch bei Hobbygärtnern nicht allzu beliebt. Machen Sie sich das vermeintliche Unkraut zum Freund, indem sie es als geschmackvolle und gesunde Abwechslung im Salat nutzen.

KRÄUTER SAMMELN

Wegen der möglichen Feinstaubbelastung sollten Sie Wildkräuter nicht in der Nähe von viel befahrenen Straßen oder an Hundemeilen sammeln. Am besten eignen sich verwilderte Parks oder naturbelassene Gärten. Vormittags ist die beste Zeit, sich einen Korb zu schnappen und auf Kräuterwanderung zu gehen. Ernten Sie vor allem junge und frisch aussehende Triebe, keinesfalls die ganze Pflanze samt Wurzeln. Mehr als einen kleinen Strauß sollen Sie nicht sammeln. So haben auch andere etwas vom frischen Grün.

BRENNNESSEL

Mit dieser Frühlingspflanze haben die meisten von uns schon eine etwas schmerzliche Bekanntschaft gemacht: Die Blätter der Brennnessel besitzen sogenannte Brenn- und Borstenhaare, die beim Berühren ein Brennen auf der Haut verursachen. Damit Sie sich nicht „verbrennen", sollten Sie die Blätter beim Ernten beherzt anfassen und in Wuchsrichtung streichen. Wenn Sie die Blätter vor dem Verzehr leicht rollen, kann das unangenehme Gefühl vermieden werden. Brennnesseln lassen sich prima als Salat, als Gemüsebeilage, als Suppe oder Tee einsetzen. Die Pflanze zeichnet sich durch einen hohen Gehalt an Kieselsäure, Eisen und Vitamin C aus. Der Vitamin-C-Gehalt ist doppelt so hoch wie der von Zitronen, der Eisengehalt in etwa doppelt so hoch wie der einer Schweineleber.

KRÄUTER TROCKNEN

Wenn Sie die Kräuter nach der Ernte trocknen, können Sie auch später im Winter damit würzen. Dafür binden Sie die gründlich gewaschenen Kräuter zu kleinen Sträußchen zusammen und hängen sie an einem schattigen und luftigen Ort auf. Danach bewahren Sie sie in einem dunklen Glas luftdicht verschlossen auf.

SPITZWEGERICH

Dieses Kraut können Sie von April bis September ernten – am besten an Wegesrändern oder naturbelassenen Wiesen. Spitzwegerich ist ein altes Heilkraut, das gegen Halsschmerzen sowie Husten wirkt und die Wundheilung fördern soll. Als Tee bereiten Sie ihn am besten zu, indem sie einen halben Teelöffel Spitzwegerich mit kochendem Wasser übergießen. Auch im Salat macht sich das geheime Superfood ausgezeichnet.

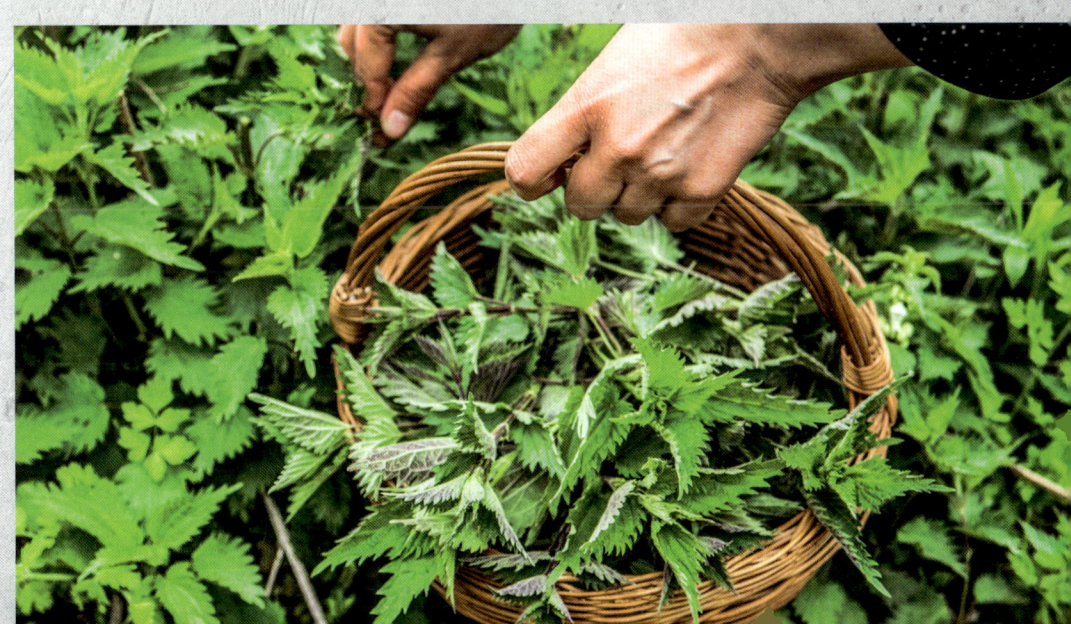

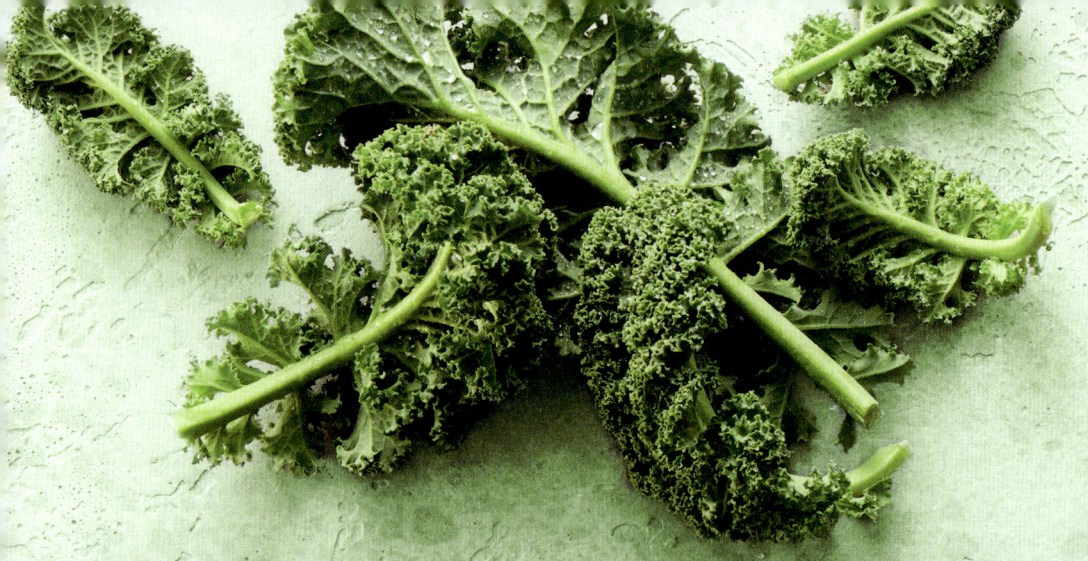

KOHL MIT KULTSTATUS

Dem Superfood-Hype der letzten Jahre ist es zu verdanken, dass Grünkohl wiederentdeckt wurde und anstelle von Bauchspeck oder Pinkel neue kulinarische Begleiter gefunden hat. So viel sei schon verraten: An Gesundheitsbenefits ist Grünkohl kaum zu überbieten.

STECKBRIEF

SAISON: Die Aussaat beginnt Mitte Mai, geerntet wird erst spät im Jahr.
Hauptsaison: Von Ende Oktober bis Anfang März bekommt man Grünkohl aus heimischer Produktion.
Nebensaison: Außerhalb dieser Zeiten gibt es Grünkohl als Tiefkühlkost oder in der Konserve zu kaufen.

ANBAU IN DEUTSCHLAND: Hierzulande wird Grünkohl vor allem in Nordrhein-Westfalen und in Niedersachen angebaut. Rund um Braunschweig, Hildesheim, Hannover und Magdeburg wird das Gemüse Braunkohl genannt.

LAGERUNG & ZUBEREITUNG: Grünkohl hält sich im Kühlschrank einige Tage. Er eignet sich auch gut zum Einfrieren. Vor dem Verzehr sollten Sie die Blätter vom dicken Strunk abstreifen und gründlich waschen, da sie oft sandig sind. Dicke Blattrippen sollten Sie herausschneiden, da sie oft holzig schmecken.. Um ihn bekömmlicher zu machen, können Sie ihn in Salzwasser blanchieren (siehe Seite 117). Mittlerweile ein Klassiker ist der beliebte Grünkohl-Smoothie, aber auch im Salat oder in einer Suppe können Sie das Gemüse wunderbar verarbeiten.

SPAGHETTI MIT GRÜNKOHL UND PUTENBRUST

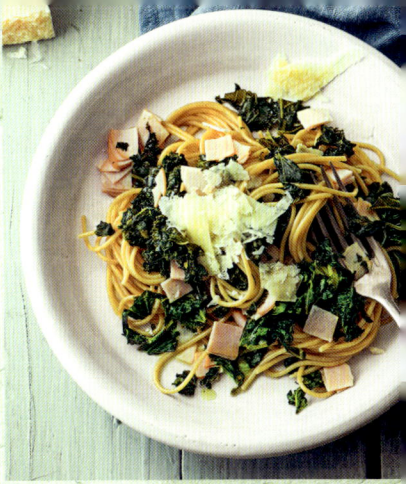

FÜR 2 PERSONEN
500 g Grünkohl
1 kleine rote Zwiebel · 1 EL Olivenöl
100 ml kräftige Gemüsebrühe · 50 g geräucherter
Putenbrustaufschnitt · Salz, Pfeffer aus der Mühle
160 g Vollkornspaghetti · 20 g Parmesan
Zubereitungszeit: ca. 35 Minuten
Pro Portion: 431 kcal, 25 g EW, 10 g F, 55 g KH, 12 g BST

1 Den Grünkohl verlesen, putzen (die Blätter von den Stielen zupfen) und waschen. Dicke Mittelstrünke und Blattrippen entfernen. Die Blätter grob hacken. Zwiebel schälen und hacken. Das Öl erhitzen und die Zwiebel darin andünsten. Den Grünkohl hinzufügen und kurz anbraten. Die Brühe angießen, zugedeckt etwa 10 Minuten garen.

2 Putenbrustaufschnitt in kleine Würfel schneiden und unterheben. Grünkohl mit Salz und Pfeffer würzen. Die Spaghetti nach Packungsanweisung in Salzwasser bissfest garen. Mit dem Grünkohl vermischen und mit gehobeltem Parmesan anrichten.

NÄHRSTOFFGEHALT: Der Vitamin-C-Gehalt ist mit 105 Milligramm pro 100 Gramm äußerst bemerkenswert. Zum Vergleich: Eine Zitrone weist gerade einmal die Hälfte Vitamin C auf. In den Wintermonaten also ist Grünkohl zur Stärkung der Abwehrkräfte hervorragend geeignet. Auch Mineralstoffe wie Kalium und Kalzium stecken im Grünkohl und auch in punkto Ballaststoffe ist das Wintergemüse ein echtes Superfood!

VÄTERCHEN FROST ...

Grünkohl sollte idealerweise nach dem ersten Frost geerntet werden, wie eingefleischte Anhänger schwören. Denn durch die niedrigen Temperaturen verändern sich die Stoffwechselvorgänge in der Pflanze: Der Grünkohl bildet weniger Stärke, weil sich der Stoffwechsel verlangsamt. Es findet aber weiterhin Photosynthese statt, die die Glykosebildung anregt. Das Ergebnis: mehr Zuckergehalt, weniger Stärke – das führt zu einer Verringerung der Bitterstoffe und zu mehr süßem Geschmack!

SCHARFER GRÜNKOHLEINTOPF MIT KABELJAU

FÜR 2 PERSONEN

400 g frischer Grünkohl
1 kleine Zwiebel
400 g Kartoffeln
  (festkochend)
50 g Knollensellerie
½ rote Chilischote
1 EL Rapsöl
½ l kräftige Gemüsebrühe
½ TL mittelscharfer Senf
Salz, Pfeffer aus der Mühle
200 g Kabeljaufilet

Zubereitungszeit:
ca. 40 Minuten
Pro Portion: 320 kcal,
29 g EW, 13 g F, 25 g KH,
11 g BST

ZUBEREITUNG

1 Grünkohl verlesen, die Blätter von den Stielen zupfen, waschen und grob zerkleinern. Zwiebel schälen und hacken. Kartoffeln und Sellerie schälen, waschen und in Würfel schneiden. Chili längs halbieren, entkernen, waschen und fein hacken.

2 Das Öl in einem großen Topf erhitzen. Zwiebel und Chili darin andünsten. Sellerie dazugeben, kurz mit anbraten. Kartoffeln und Grünkohl hinzufügen. Die Brühe angießen und den Eintopf zugedeckt etwa 20 Minuten köcheln lassen. Mit Senf, Salz und Pfeffer abschmecken.

3 Den Fisch waschen, trocken tupfen, mit Salz und Pfeffer würzen und in mundgerechte Stücke schneiden. Auf dem Eintopf verteilen, weitere 10 Minuten bei kleiner Hitze gar ziehen lassen.

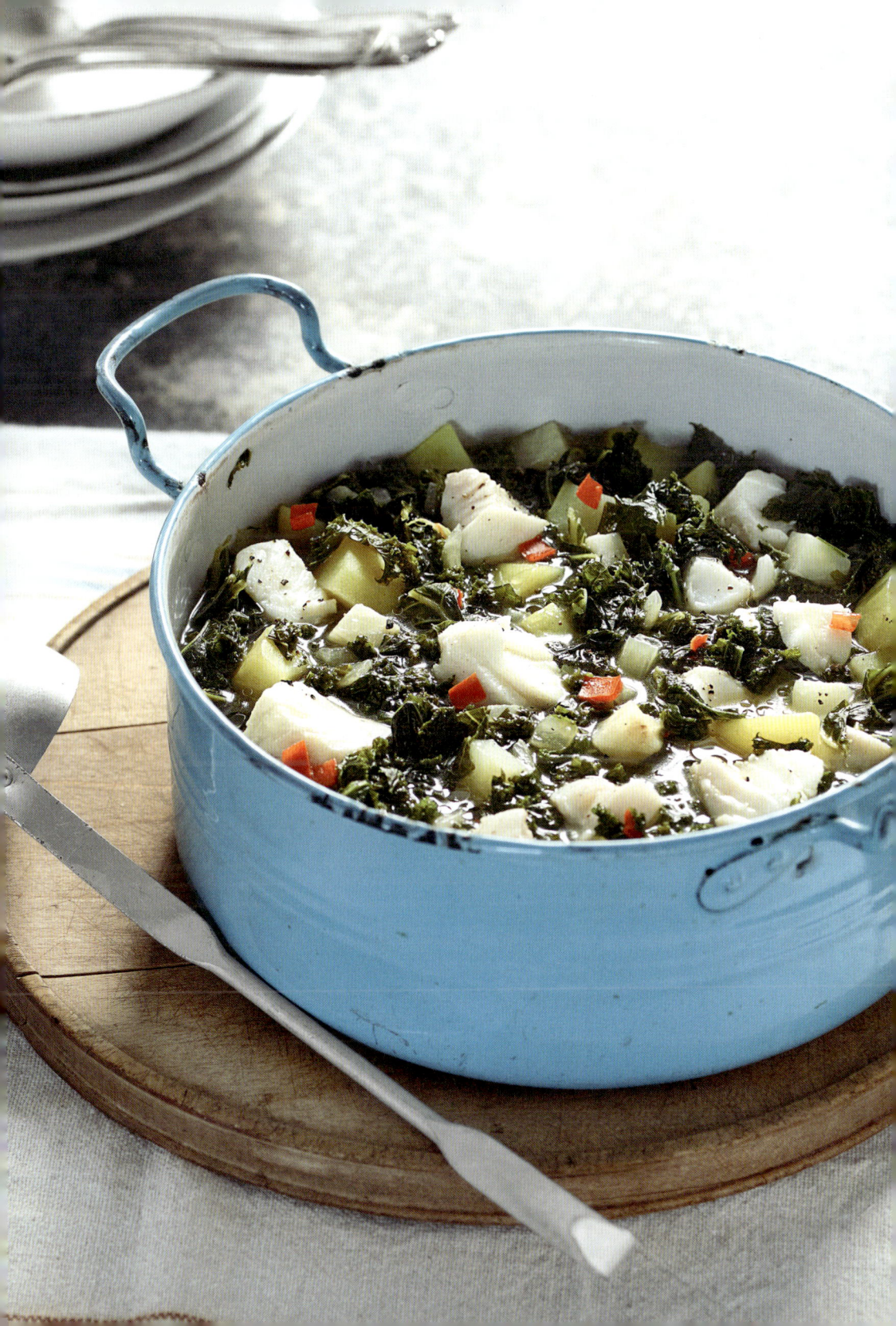

GRÜNKOHL-REIS-PFANNE
MIT GARNELEN

FÜR 2 PERSONEN

125 g Basmatireis
Salz
400 g Grünkohl (ersatzweise
    250 g tiefgekühlter
    Grünkohl)
1 Knoblauchzehe
100 g Champignons
1 rote Chilischote
100 g Cocktailtomaten
250 g rohe Garnelen
    (geschält)
1 TL mildes Currypulver
4 EL raffiniertes Olivenöl
Pfeffer aus der Mühle
2 EL Limettensaft
2 Bio-Limettenspalten

Zubereitungszeit:
45 Minuten
Pro Portion: 650 kcal,
39 g EW, 26 g F, 57 g KH,
12 g BST

ZUBEREITUNG

1 Den Reis in einem Sieb gründlich mit kaltem Wasser abbrausen. In Salzwasser nach Packungsanweisung bissfest garen. In ein Sieb abgießen, abtropfen und abkühlen lassen.

2 Den Grünkohl verlesen, die Blätter von den Stielen zupfen und waschen. In kochendem Salzwasser etwa 3 Minuten blanchieren. In ein Sieb abgießen, kalt abschrecken und abtropfen lassen. Grünkohl ausdrücken und grob hacken. Knoblauch schälen und in dünne Scheiben schneiden. Pilze putzen, trocken abreiben und in Scheiben schneiden. Chili längs halbieren, entkernen, waschen und in Ringe schneiden. Tomaten waschen und halbieren.

3 Die Garnelen waschen, trocken tupfen und mit ½ TL Currypulver würzen. In einer großen Pfanne in 2 EL Öl bei starker Hitze auf jeder Seite 1½ bis 2 Minuten anbraten, in der letzten Minute den Knoblauch dazugeben. Garnelen salzen, herausnehmen und warm halten.

4 Grünkohl in der Pfanne im übrigen Öl bei mittlerer Hitze etwa 5 Minuten unter Wenden braten. Pilze und Chili dazugeben, mit dem übrigen Currypulver (½ TL) bestäuben und etwa 3 Minuten unter Rühren weiterbraten. Reis hinzufügen und etwa 2 Minuten mitbraten. Tomaten hinzufügen, etwa 1 Minute weiterbraten. Mit Salz, Pfeffer und Limettensaft abschmecken.

5 Zum Servieren die Grünkohl-Reis-Pfanne mit den Garnelen auf Tellern anrichten und mit je 1 Limettenspalte garnieren.

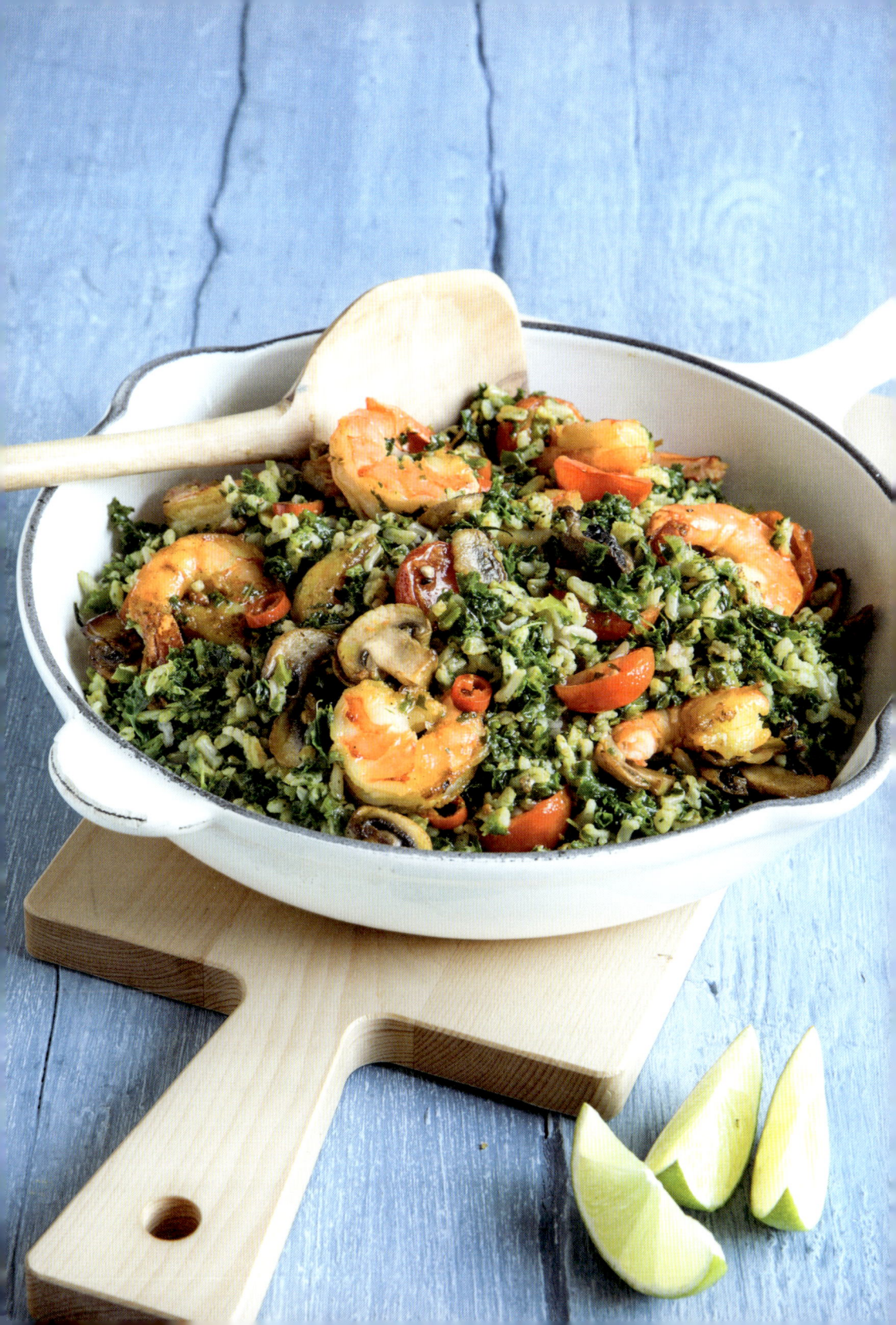

GRÜNKOHL-KARTOFFEL-AUFLAUF MIT METTWURST

FÜR 4 PERSONEN

300 g Grünkohl
100 g Vollkornbrot
  (in Scheiben)
Salz
Pimentpulver
Korianderpulver
getrockneter Majoran
3 leicht geräucherte Mett-
  würste (je nach Region auch
  Kohlwurst, Bregenwurst)
600 g Kartoffeln
1 Gemüsezwiebel
400 g Frischkäse (0,2 % Fett)
2 EL scharfer Senf
Pfeffer aus der Mühle
frisch geriebene Muskatnuss
1 TL Gemüsebrühe (Instant)
50 g Bergkäse

Zubereitungszeit:
ca. 40 Minuten
Backen: ca. 45 Minuten
Pro Portion: 575 kcal,
39 g EW, 29 g F, 37 g KH,
9 g BST

ZUBEREITUNG

1 Den Grünkohl verlesen, die Blätter von den Stielen zupfen und waschen. Das Vollkornbrot in kleine Stücke brechen. Grünkohl etwa 4 Minuten in kochendem Salzwasser blanchieren, abtropfen lassen und mit den Brotstücken in eine große, gefettete Auflaufform geben. Mit Salz, Piment, Koriander und Majoran würzen.

2 Die Würste in dünne Scheiben schneiden und darauf verteilen. Die Kartoffeln schälen, waschen und in dünne Scheiben hobeln. Etwa 5 Minuten blanchieren und auf der Wurst verteilen. Zwiebel schälen, klein hacken und ebenfalls auf die Kartoffeln geben.

3 Den Backofen auf 180 °C vorheizen. Den Frischkäse mit 6 EL Wasser verrühren. Mit Senf, Salz, Pfeffer, Muskat, Piment, Koriander und Brühe würzen. Auf dem Auflauf verteilen. Den Käse reiben und darüberstreuen. Den Auflauf etwa 45 Minuten im vorgeheizten Ofen backen.

TIPP

Der Grünkohl-Klassiker mit Kartoffeln und Mettwurst einmal anders. Hier wird er geschichtet zum Auflauf und mit Käse im Ofen überbacken. Die Wahl der Würste ist dabei regional – ob Mettwurst, Bregenwurst, Pinkel (Grützwurst) oder gar keine Wurst bleibt jedem selbst überlassen.

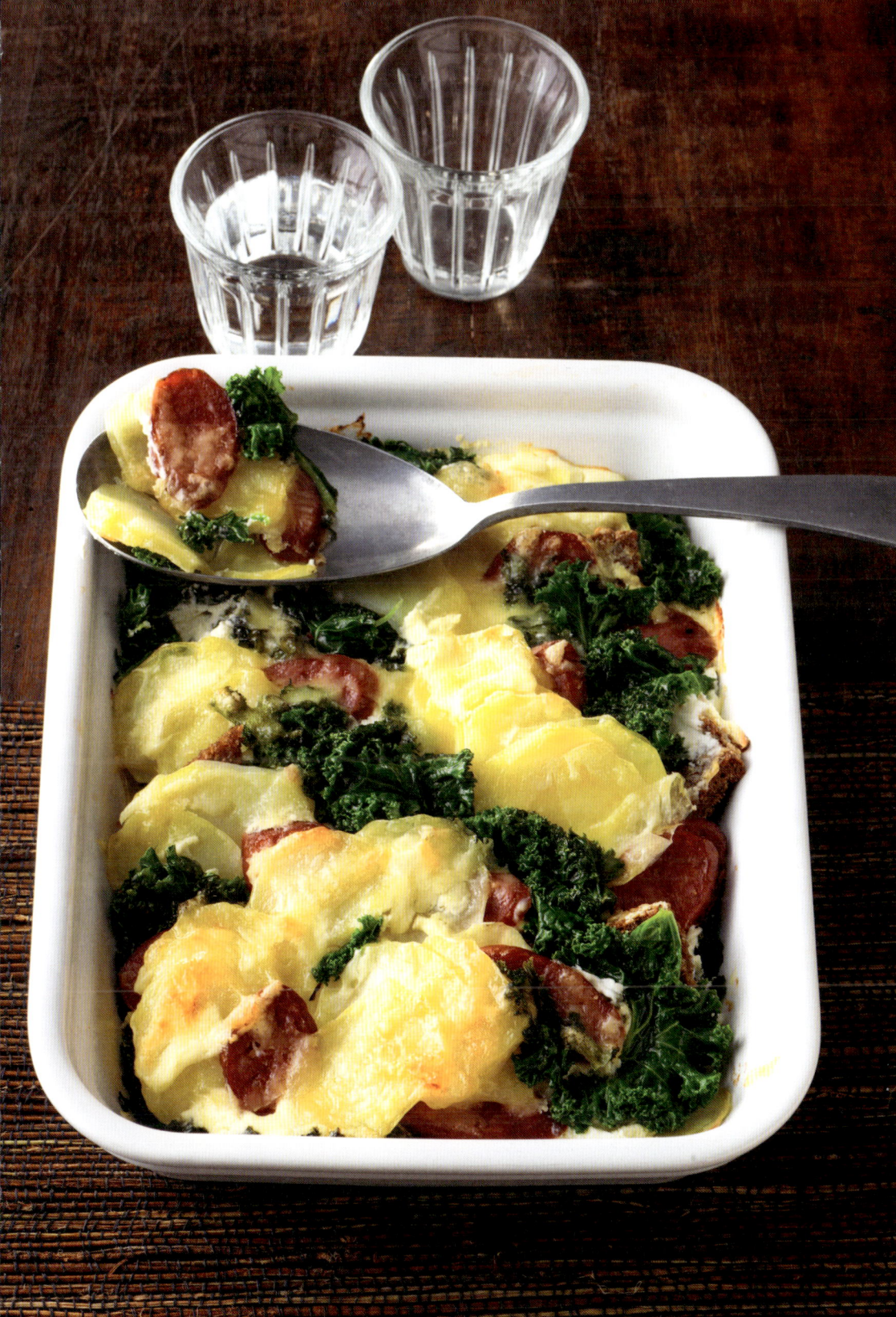

GRÜNKOHLSTRUDEL MIT SENFCREME

FÜR 2 PERSONEN

Für den Grünkohlstrudel:
1 kleine Zwiebel
1 mittelgroße Kartoffel
150 g Butterschmalz
300 g küchenfertiger
 Grünkohl
Salz, Pfeffer aus der Mühle
1 geräucherte Mettwurst
 (90 g)
250 g Strudelteig (Kühlregal)

Für den Senfdip:
1 kleine Zwiebel
1 TL Sonnenblumenöl
200 g Schmand
1 gehäufter TL scharfer Senf
1 EL körniger Senf
Salz, Pfeffer aus der Mühle

Zubereitungszeit: 35 Minuten
Backen: 30 Minuten
Pro Portion: 1670 kcal,
32 g EW, 129 g F, 93 g KH,
12 g BST

ZUBEREITUNG

1 Für den Strudel die Zwiebel schälen und in Würfel schneiden. Die Kartoffel schälen, waschen und fein reiben. 30 g Butterschmalz erhitzen und die Zwiebel darin andünsten. Den Grünkohl hinzufügen und unter Rühren 5 Minuten dünsten. Die Kartoffelraspel dazugeben und weitere 5 Minuten dünsten. Mit Salz und Pfeffer würzen. Die Mettwurst in kleine Würfel schneiden und hinzufügen.

2 Backofen auf 180 °C vorheizen und das Backblech mit Backpapier auslegen. Den Strudelteig aus der Packung nehmen und mit einem feuchten Handtuch bedecken. Das restliche Butterschmalz zerlassen. 1 Blatt Strudelteig mit Butterschmalz bestreichen. 1 weiteres Blatt auf das gebutterte legen und ebenfalls bestreichen. So fortfahren, bis der gesamte Teig aufgebraucht ist, dabei das letzte Blatt ebenfalls mit Butterschmalz bestreichen.

3 Den Grünkohl als Streifen längs an einer Teigseite verteilen. Den Teig rechts und links etwa 2 cm breit über die Füllung klappen und zu einer festen Rolle aufrollen. Mit der Naht nach unten auf das Backblech legen und mit dem restlichen Butterschmalz bestreichen. Den Strudel im Ofen auf der mittleren Schiene etwa 30 Minuten backen.

4 Für den Senfdip die Zwiebel schälen und in feine Würfel schneiden. Das Öl erhitzen und die Zwiebel darin goldbraun anbraten. Abkühlen lassen. Den Schmand mit der Zwiebel und beiden Senfsorten verrühren und mit Salz und Pfeffer würzen. Den Strudel aus dem Ofen nehmen und in Scheiben schneiden. Noch heiß mit dem Senfdip servieren.

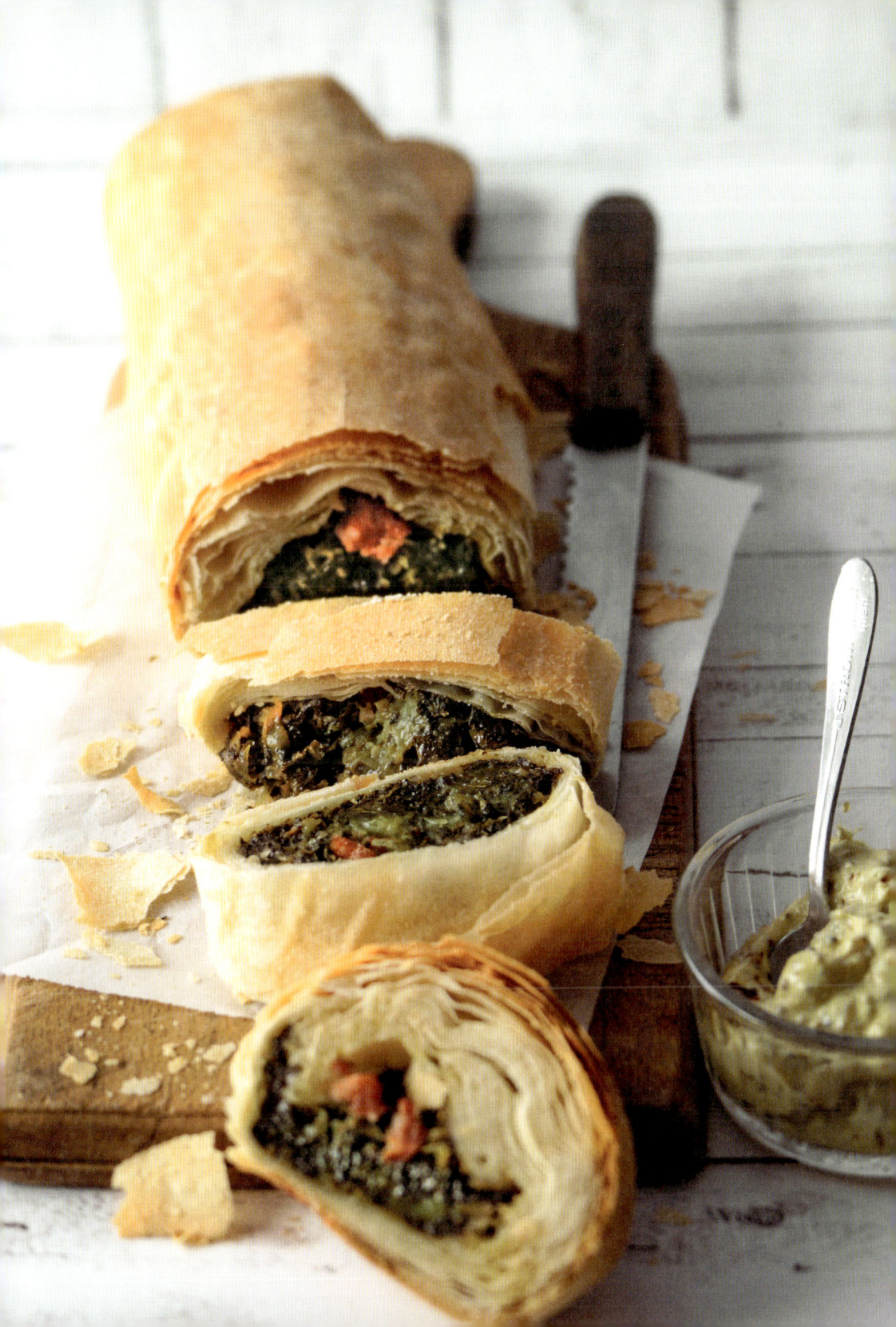

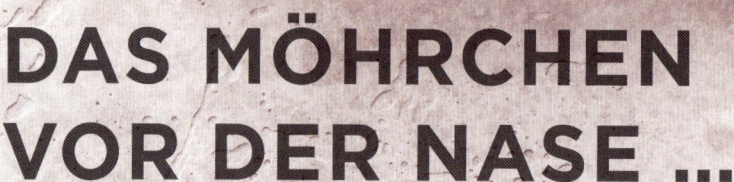

DAS MÖHRCHEN VOR DER NASE ...

... lassen Sie sich unter keinen Umständen wegschnappen! Viel zu lecker und gesund ist das Allroundgemüse. Das Wort „Möhre" kommt übrigens aus dem Urgermanischen („morphon") und bedeutet „gelbe Wurzel". Doch dieses Gemüse gibt es nicht nur in Gelb – entdecken Sie auch die anderen, farbenfrohen Varianten und Ihre persönliche Lieblingssorte.

STECKBRIEF

SAISON: Da die Möhre bei uns Deutschen so beliebt sind, gibt es sie das ganze Jahr über zu kaufen.
Hauptsaison: Die gelben Rüben haben von Juni bis Oktober Saison.
Nebensaison: Für die Wintermonate wird die Möhre importiert, vorzugsweise aus Italien und Spanien.

SORTEN IN DEUTSCHLAND: Neben den orangefarbenen Möhrensorten gibt es auch violette, die aromatisch und saftig schmecken. Gelbe Möhren sind blasser und weniger süß. Fingermöhren sind sehr zart und mild.

LAGERUNG & ZUBEREITUNG: Die Möhre sollte immer ungewaschen und ohne Grün gelagert werden, denn die Blätter entziehen den Wurzeln Feuchtigkeit. Zu Beginn der Saison gibt es die knackigen Bundmöhren zu kaufen. Sie halten sich nur kurz. Ab Mitte Juli können Sie beim Einkauf ruhig einen größeren Vorrat anlegen, denn dann gibt es Waschmöhren, die Sie wie Spätmöhren etwa vier Wochen im Kühlschrank aufbewahren können. Möhren lassen sich gut einfrieren, hierfür sollten Sie sie waschen, putzen und kurz blanchieren (siehe Seite 117).

MÖHRENSUPPE MIT APFEL

FÜR 4 PORTIONEN

600 g Möhren · 1 Zwiebel
1 walnussgroßes Stück Ingwer
2 EL Rapsöl · 800 ml Gemüsebrühe
3 rotwangige, aromatische Äpfel (à ca. 175 g)
Salz, Pfeffer aus der Mühle · Zucker
3 EL Haselnussblättchen
Zubereitungszeit: ca. 25 Minuten
Pro Portion: 226 kcal, 4 g EW, 12 g F, 23 g KH, 7 g BST

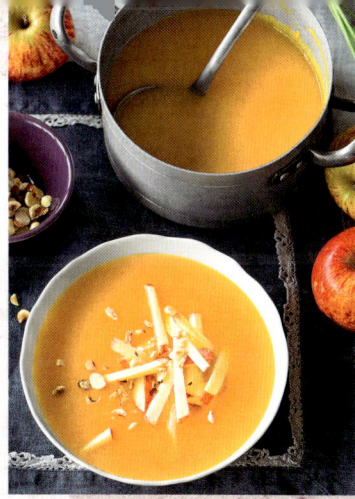

1 Möhren putzen, waschen und in Scheiben schneiden. Zwiebel und Ingwer schälen und fein hacken. Öl in einem großen Topf erhitzen. Zwiebel darin kurz andünsten, Möhren und Ingwer hinzufügen, 2 bis 3 Minuten mitdünsten. Brühe angießen und alles etwa 12 Minuten zugedeckt garen.

2 Einen Apfel waschen, entkernen und mit Schale in Streifen schneiden. Übrige Äpfel schälen, entkernen, und die Äpfel in Würfel schneiden. In die Suppe geben und pürieren. Mit Salz, Pfeffer und Zucker abschmecken.

3 Haselnussblättchen in einer beschichteten Pfanne ohne Fett goldbraun rösten, mit den Apfelstreifen auf der Suppe anrichten.

NÄHRSTOFFGEHALT: Carotinoide geben den Möhren die typisch orange Farbe. Der enthaltene Ballaststoff Pektin quillt im Magen-Darm-Trakt auf und sorgt für ein gutes Sättigungsgefühl. Jung geerntete Möhren weisen relativ viel Zucker auf. Bei späteren Sorten ist der Zuckeranteil niedriger. Möhren eignen sich auch als saftige Zugabe für Gebäck, da dann Zucker und Fett gespart werden kann. Auch ein Möhrenpüree stellt eine gesunde Alternative zum Kartoffelstampf dar. Möhren liefern darüber hinaus viel Kalium, Kalzium und Eisen.

EIN TRÖPFCHEN ÖL ...

Betacarotin kann der Körper in Vitamin A umwandeln. Dieses Vitamin benötigen wir unter anderem zum Helldunkelsehen – Möhren sind also tatsächlich gut für die Augen. Damit sich das fettlösliche Betacarotin voll entfalten kann, sollten Möhren immer mit etwas Butter oder ein paar Tröpfchen hochwertigem Öl zubereitet und danach gut gekaut werden.

MÖHREN-PASTINAKEN-SALAT
MIT KNUSPERKERNEN

FÜR 2 PERSONEN

Für die Knusperkerne:

1 EL Butter

1 EL brauner Zucker

1 EL Sonnenblumenkerne

1 EL Kürbiskerne

2 EL getrocknete Sauer-
kirschen (oder Rosinen,
Cranberrys)

Für den Salat:

200 g Pastinaken

200 g Möhren

1 EL Olivenöl

1 Handvoll Blattsalat

½ säuerlicher Apfel
(z. B. Holsteiner Cox)

Für das Dressing:

2 EL Orangensaft

1 TL mittelscharfer Senf

½ EL flüssiger Honig
(oder Agavendicksaft)

1 EL Zitronensaft

1 EL Olivenöl

Kräutersalz

Meersalz

Pfeffer aus der Mühle

Zubereitungszeit: 30 Minuten
Pro Portion: 375 kcal,
6 g EW, 19 g F, 43 g KH,
6 g BST

ZUBEREITUNG

1 Für die Knusperkerme die Butter in einer Pfanne mit 1 EL Wasser und dem Zucker aufkochen. Die Sonnenblumen- und Kürbiskerne und die Sauer-kirschen unterrühren und langsam karamellisieren. Sobald der gewünschte Bräunegrad erreicht ist, auf einem Bogen Backpapier verstreichen und abkühlen lassen. Den Knusper in mundgerechte Stücke brechen.

2 Für den Salat die Pastinaken und die Möhren putzen, schälen und mit dem Sparschäler oder Spiralschneider in lange Streifen schneiden. Längere Spiralen halbieren. Das Olivenöl in einer großen Pfanne erhitzen und das Gemüse darin bei mittlerer Hitze bissfest garen.

3 Inzwischen für das Dressing alle Zutaten mitein-ander vermischen, mit Kräuter- und Meersalz sowie Pfeffer abschmecken und das Dressing mit den Gemüsestreifen mischen.

4 Den Blattsalat waschen, trocken schleudern und auf Tellern anrichten. Die Apfelhälfte vierteln, entkernen und in schmale Spalten schneiden. Die Apfelspalten auf den Salatblättern verteilen, die Gemüsespiralen mittig daraufsetzen und mit den Knusperkernen bestreut servieren.

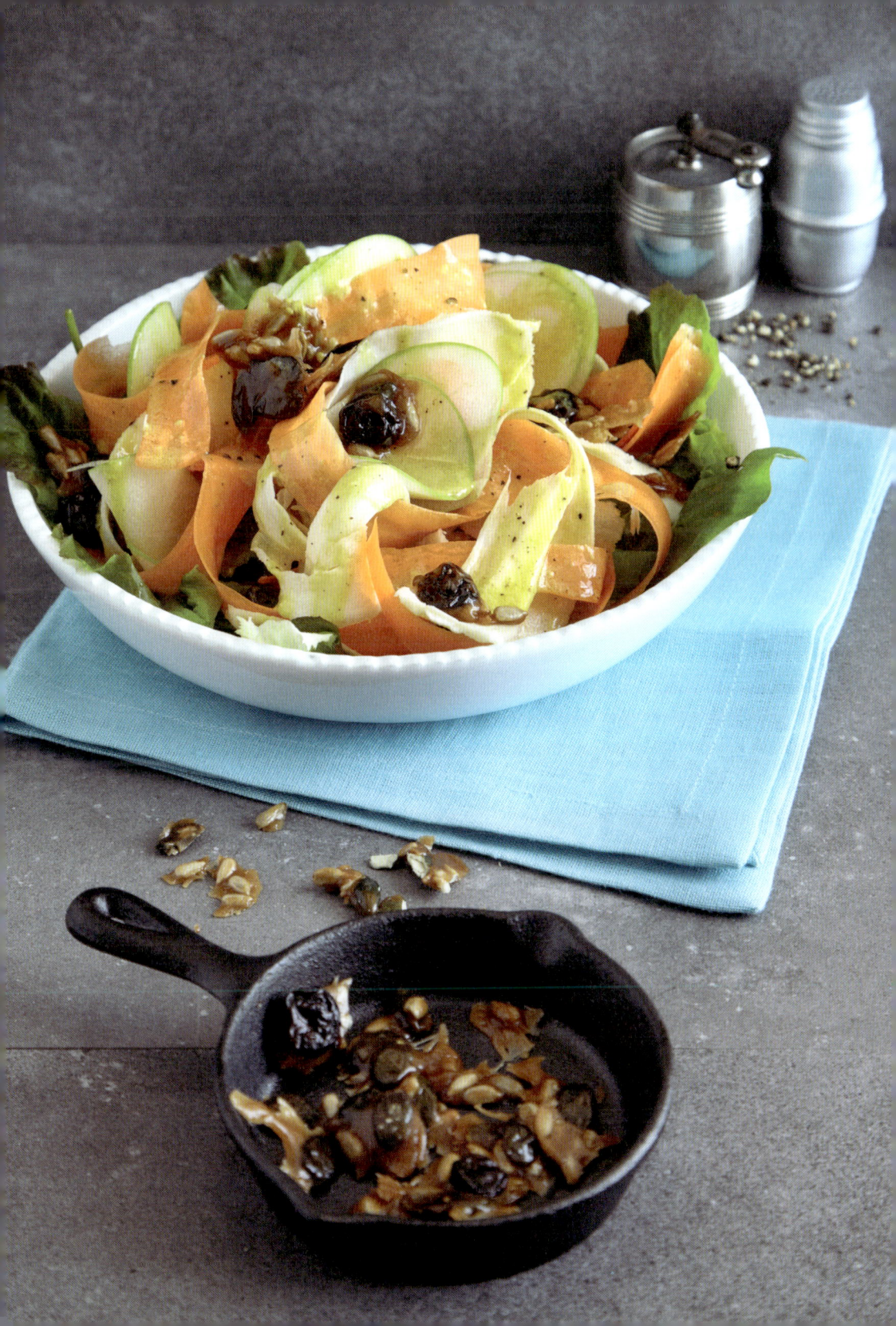

MÖHRENTARTE MIT SESAM

FÜR 8 STÜCKE

160 g Mehl (Type 1050)
100 g Speisequark (10 % Fett)
100 g Joghurtbutter
  (65 % Fett)
Salz
600 g kleine Bundmöhren
120 g saure Sahne (10 % Fett)
3 Eier
1 walnussgroßes Stück Ingwer
1 Bund Schnittlauch
Pfeffer aus der Mühle
Öl für die Form
2 EL Sesamsamen

Zubereitungszeit:
ca. 50 Minuten
Backen: 45 Minuten
Pro Stück: 244 kcal,
9 g EW, 14 g F, 20 g KH,
4 g BST

ZUBEREITUNG

1 Mehl mit Quark, Butter und Salz zu einem Teig verkneten. In Folie wickeln, 30 Minuten kühl legen. Den Backofen auf 180 °C vorheizen.

2 Möhren putzen, dabei etwas von dem Grün stehen lassen. In Salzwasser etwa 5 Minuten bissfest garen und abtropfen lassen.

3 Saure Sahne und Eier verquirlen, Ingwer schälen, klein schneiden und dazugeben. Schnittlauch waschen, trocken schütteln, in Röllchen schneiden und untermischen. Mit Salz und Pfeffer würzen.

4 Eine Tarte-Form (23 x 16 cm) einfetten. Den Teig ausrollen, in die Tarte-Form legen und einen kleinen Rand hochziehen. Die Möhren parallel daraufschichten. Eiersahne darübergießen.

5 Die Tarte auf der zweiten Schiene von unten etwa 45 Minuten backen. 15 Minuten vor Ende der Backzeit mit Sesam bestreuen.

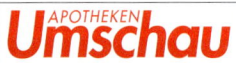

TIPP

Wussten Sie, dass Sesam ideal für Vegetarier und Veganer ist? Die kleinen Powerkörnchen enthalten viel Eisen und Kalzium sowie darüber hinaus viel Eiweiß und Ballaststoffe. Der Wirkstoff Selen schützt unseren Körper vor Zellschädigungen durch Radikale.

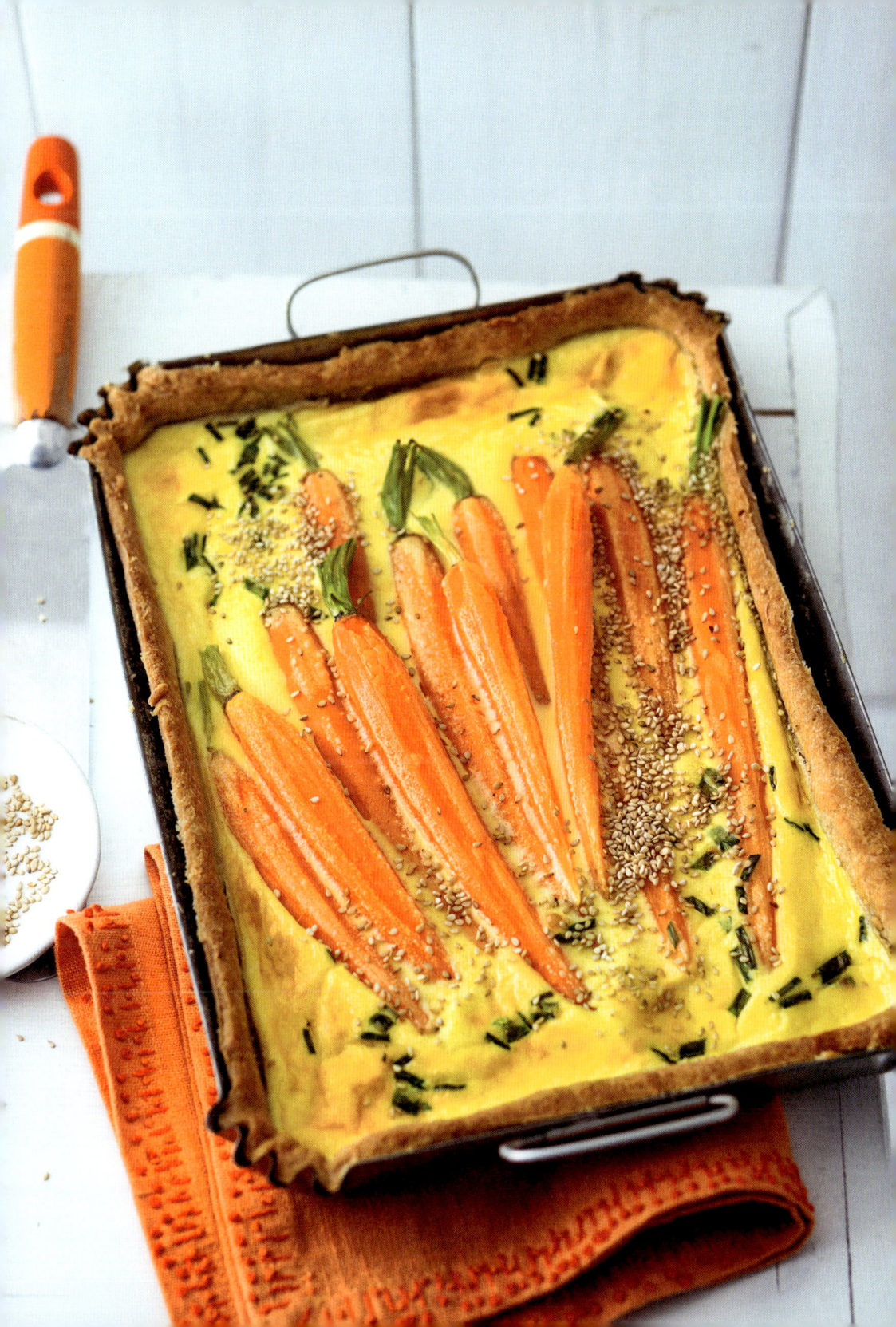

FORELLEN-MÖHREN-PÄCKCHEN MIT PETERSILIENÖL

FÜR 2 PERSONEN

½ Bund glatte Petersilie
1 kleine Knoblauchzehe
3 EL Olivenöl
35 ml kräftige Gemüsebrühe
400 g Bundmöhren
1 kleine Petersilienwurzel
(ca. 75 g)
4 Forellenfilets (à ca. 90 g;
alternativ Seelachsfilet)
Salz, Pfeffer aus der Mühle
Saft und abgeriebene Schale
von ½ Bio-Zitrone

Zubereitungszeit:
etwa 50 Minuten
Pro Portion: 496 kcal,
49 g EW, 25 g F, 11 g KH,
4 g BST

ZUBEREITUNG

1 Petersilie waschen, trocken schütteln und die Blättchen abzupfen. Den Knoblauch schälen. Petersilie, Knoblauch und Olivenöl mit dem Stabmixer pürieren. Gemüsebrühe untermixen.

2 Möhren und Petersilienwurzel putzen, schälen und längs in feine Streifen schneiden. Auf 4 Bogen Backpapier mittig verteilen. Die Fischfilets waschen, trocken tupfen und auf beiden Seiten mit Salz und Pfeffer würzen.

3 Den Backofen auf 200 °C vorheizen. Fischfilets auf das Gemüse legen, mit Zitronensaft beträufeln. Das Petersilienöl darüber verteilen, mit Zitronenschale bestreuen. Die Päckchen fest verschließen (falten oder mit Küchengarn zubinden) und im Ofen etwa 30 Minuten garen. Als Beilage passen Petersilienkartoffeln dazu.

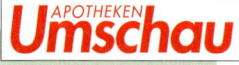

TIPP

Fisch sucht Fahrrad und findet Möhre. Keine schlechte Partie, wenn man zum orangefarbenen Superfood auch noch die Begleitung aus Petersilie und Petersilienwurzel dazu kommt. Denn: Petersilie entwässert, wirkt zum einen blutbildend und zum anderen positiv auf Herz und Lunge. Neben Vitamin C, Provitamin A und B-Vitaminen versorgt uns die Petersilienwurzel mit Kalium, Kalzium und Eisen.

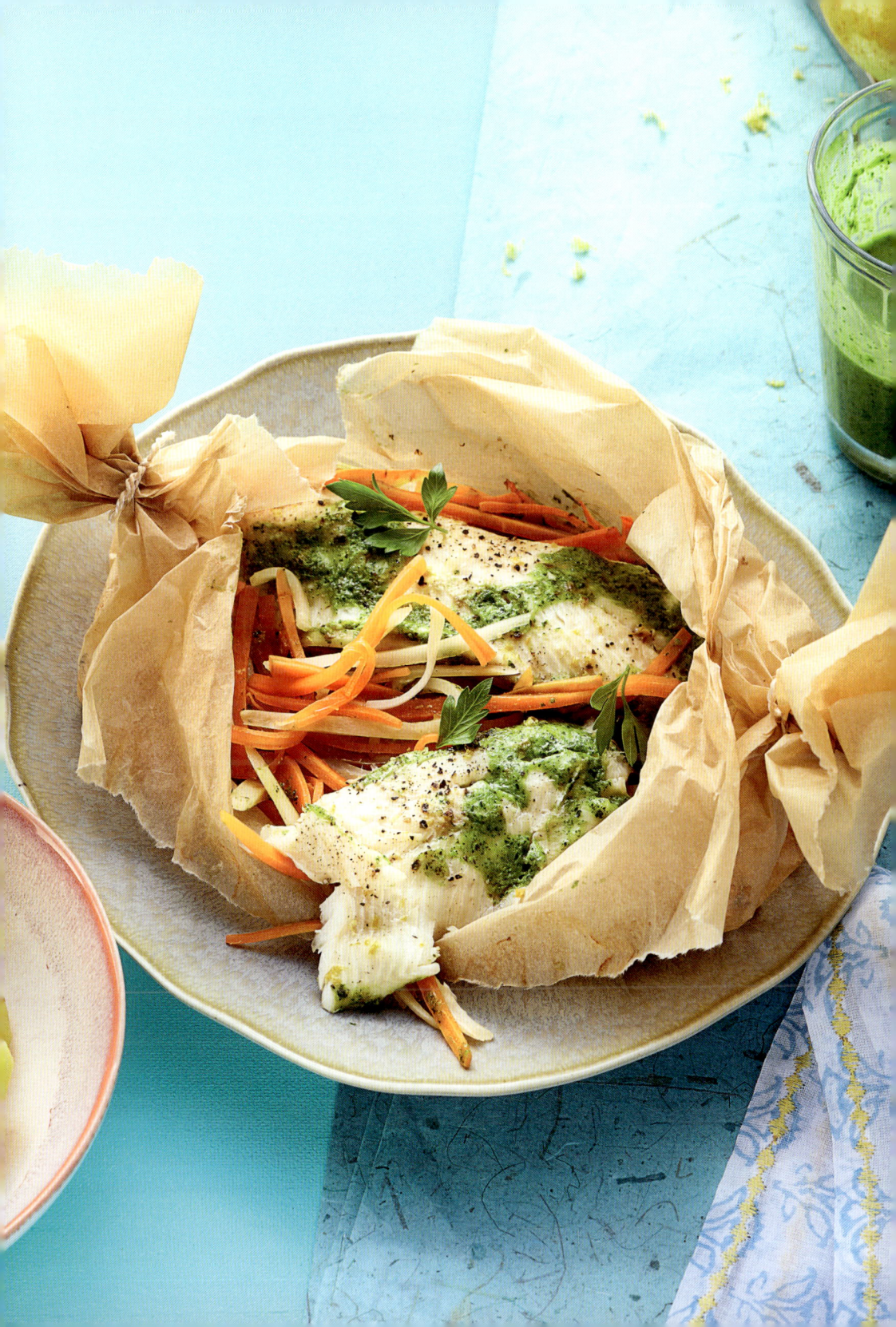

HÄHNCHENBRUSTFILET MIT MÖHRENDIP

FÜR 2 PERSONEN

300 g Hähnchenbrustfilet
2 Rosmarinzweige
1 Knoblauchzehe
Salz, Pfeffer aus der Mühle
3 EL Olivenöl
350 g Möhren
½ TL gemahlener Kreuz-
   kümmel
1 EL Tahin (Sesammus; aus
   dem Glas)
1–2 Spritzer Zitronensaft
2 Stiele Petersilie

Zubereitungszeit: 40 Minuten
Marinieren: 30 Minuten
Garen: 15 Minuten
Pro Stück: 410 kcal,
39 g EW, 21 g F, 13 g KH,
5 g BST

ZUBEREITUNG

1 Das Hähnchenfilet waschen, trocken tupfen und in dünne Scheiben schneiden. Den Rosmarin waschen, trocken schütteln, Nadeln abzupfen und grob hacken. Knoblauch nach Belieben schälen und in Scheiben schneiden. Rosmarin, Knoblauch, Salz, Pfeffer und 2 EL Öl mischen. Die Fleischstücke in der Marinade wenden und zugedeckt etwa 30 Minuten im Kühlschrank marinieren.

2 Inzwischen für den Dip die Möhren putzen, schälen und schräg in etwa ½ cm dicke Scheiben schneiden. Die Möhren in einem Topf im übrigen Öl bei mittlerer Hitze etwa 2 Minuten unter Wenden andünsten. Mit Salz, Pfeffer und Kreuzkümmel würzen. 3 EL Wasser dazugeben und die Möhren mit geschlossenem Deckel bei mittlerer Hitze 10 bis 12 Minuten weich dünsten. Dann mit dem Stabmixer fein pürieren und das Tahin unterrühren. Das Möhrenpüree mit Salz, Pfeffer und Zitronensaft abschmecken und lauwarm abkühlen lassen.

3 Den Backofen auf 200 °C vorheizen. Ein Backblech mit Backpapier auslegen, das Fleisch darauflegen und im Ofen auf der mittleren Schiene etwa 15 Minuten garen, zwischendurch wenden. Die Petersilie waschen, trocken schütteln, die Blätter abzupfen und hacken. Das Hähnchen mit Petersilie bestreuen und mit dem Möhrendip servieren.

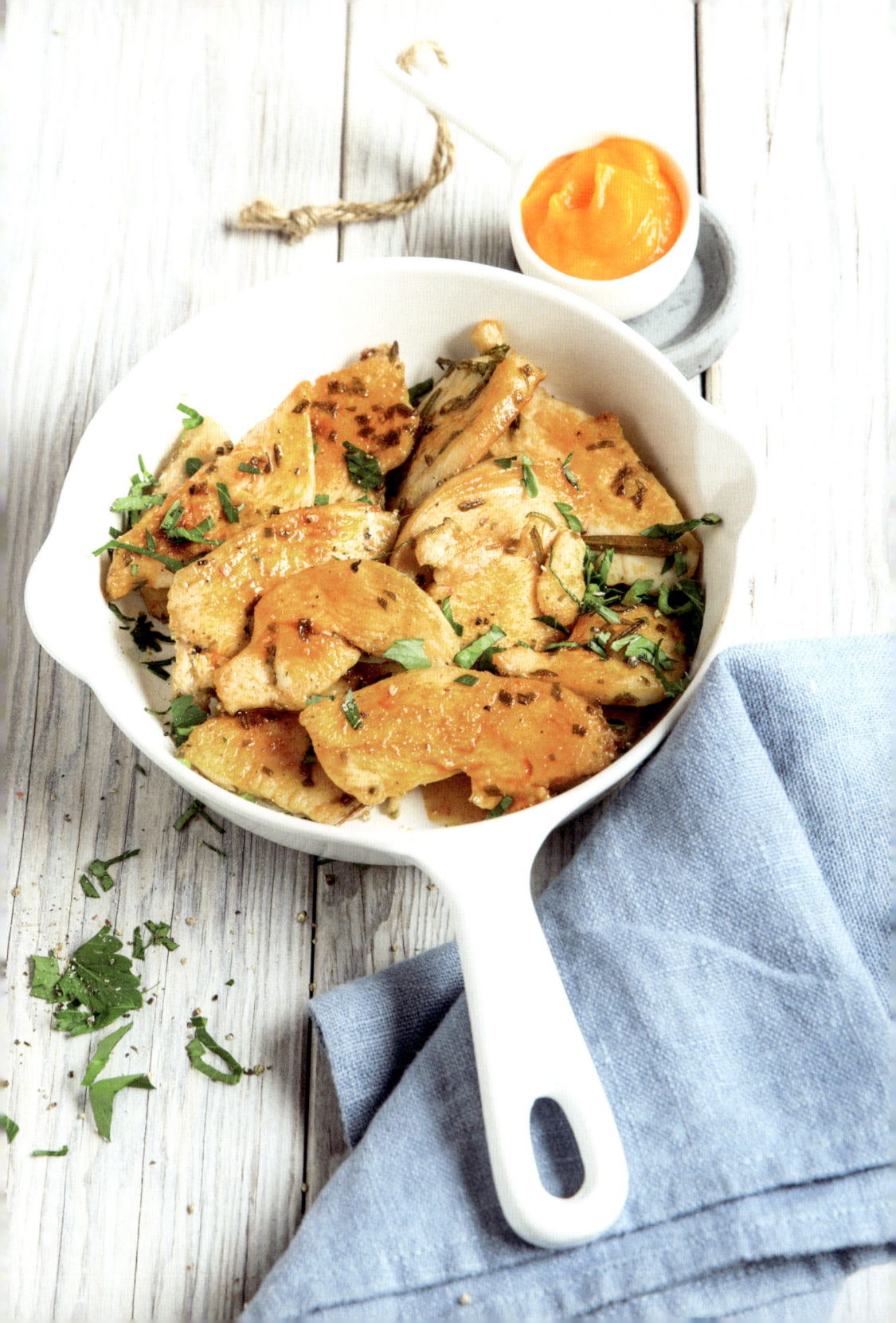

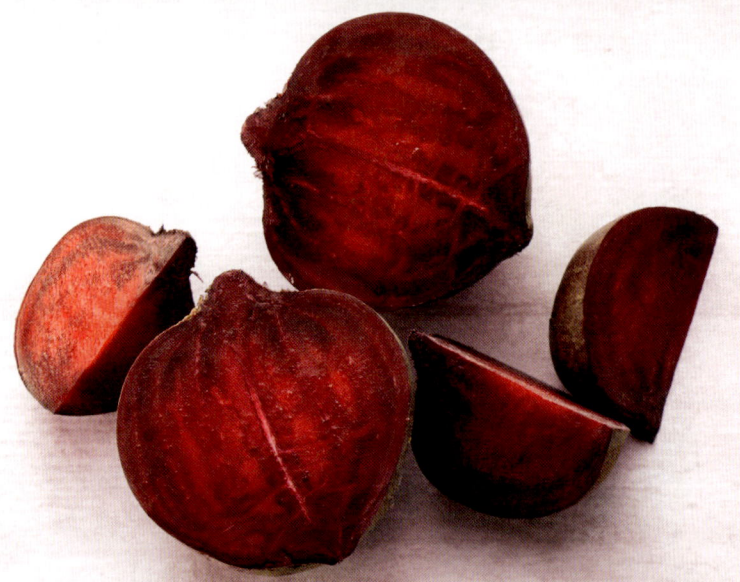

AB INS BETCHEN ...

Schon vor 2000 Jahren verwendete man Rote Bete als Nahrungs-mittel und Heilpflanze. Nach Mitteleuropa brachten schließlich die Römer das bauchige Gemüse. Erdig, samtig und hübsch anzusehen macht es auch auf unseren Tellern eine gute Figur.

STECKBRIEF

SAISON: Rote Bete gibt es das ganze Jahr über – obwohl es sich eigentlich um ein klassisches Wintergemüse handelt. Außerhalb der Saison auf die vorgegarte Version in Vakuum-verpackung zurückgreifen.
Hauptsaison: von September bis November
Nebensaison: von Dezember bis April

SORTEN IN DEUTSCHLAND: Neben der roten Sorte gibt es auch weiße und gelbe Bete sowie die überaus hübsche Ringelbete.

LAGERUNG & ZUBEREITUNG: Beten sollten prall, saftig und die Schale un-verletzt sein, damit das Gemüse nicht „ausblutet". Im Kühlschrank halten sie etwa zwei bis vier Wochen. Die frische Knolle unter fließendem Wasser wa-schen, dabei Küchenhandschuhe tra-gen. Blätter entfernen und im Ganzen kochen. Wenn die Knolle gar ist, unter kaltem Wasser abschrecken. Auch die Blätter der Roten Bete können Sie waschen, klein schneiden und dann für einen Smoothie verwenden – oder einem Salat beigeben.

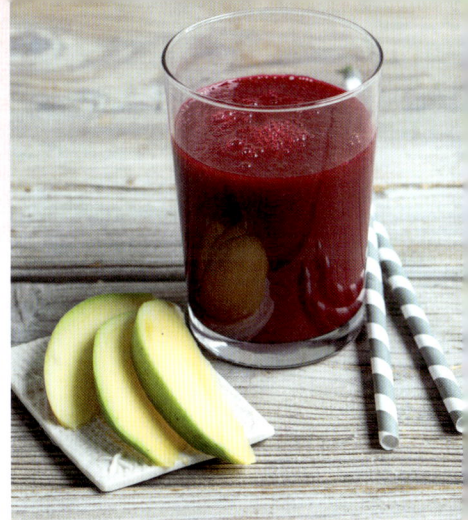

ROTE-BETE-SMOOTHIE MIT MANGO

FÜR 2 PERSONEN
100 g Rote Bete
(vorgegart und vakuumiert)
200 g Mangofruchtfleisch · 125 ml Apfelsaft
(Direktsaft oder naturtrüb) · 2 TL Mandelmus
Zubereitungszeit: 10 Minuten
Pro Portion: 120 kcal, 2 g EW, 3 g F, 20 g KH, 2 g BST

1 Die Rote Bete grob schneiden (am besten Einweghandschuhe dabei tragen!). Das Mangofruchtfleisch schälen und würfeln.

2 Beides mit Apfelsaft, Mandelmus und 100 g Crushed Ice im Mixer fein pürieren. Falls nötig, mit bis zu 50 ml Wasser verdünnen. Zum Servieren den Smoothie in Gläser füllen.

NÄHRSTOFFGEHALT: Rote Bete enthält viel Vitamin A, C und B-Vitamine, Eisen, Magnesium und Folsäure. Ihr Purpur ist auf den sekundären Pflanzenstoff Betanin zurückzuführen – dieser wirkt entzündungshemmend und stärkt die Abwehr. Zudem kann er Urin oder Stuhl rötlich färben. Keine Sorge, dieser Zustand hält nur kurze Zeit an. Der erdige Geschmack der Roten Bete lässt sich durch die Süße von Äpfeln oder etwas Honig ausgleichen. Auch Naturjoghurt (siehe Seite 118) ist eine gesunde Ergänzung.

HILFT BEI ...

Hohem Blutdruck: Wenn Sie Rote-Bete-Saft regelmäßig trinken, soll sich dies positiv auf den Blutdruck auswirken. Stimmen Sie die Einnahme vorab mit Ihrem Arzt ab, um Wechselwirkungen mit Medikamenten zu vermeiden.
Regeneration der Muskeln: Der Saft soll mehr Sauerstoff zu den Muskeln transportieren und damit die Belastung des Herzens verringern. Wenn Sie regelmäßig Sport treiben, regenerieren Sie dadurch schneller.

ROTE-BETE-CARPACCIO MIT RINDERTATAR

FÜR 2 PERSONEN

2 Rote Beten
Salz
200 g Rinderfilet
1 EL Olivenöl
½ TL Knoblauchöl
½ TL gehackte Kapern
½ EL gehackte Petersilie
½ EL gehackte Cornichons
½ EL Schalottenwürfel
½ EL Tomatenketchup
Pfeffer aus der Mühle
1 Handvoll Feldsalat
2 EL Aceto balsamico
1 TL Akazienhonig
2 Wachteleier
  (oder Hühnereier)
Öl zum Anbraten

Zubereitungszeit: 50 Minuten
Pro Portion: 320 kcal,
25 g EW, 15 g F, 18 g KH,
3 g BST

ZUBEREITUNG

1 Für das Rote-Bete-Carpaccio die Roten Beten putzen, waschen und in reichlich Salzwasser bei mittlerer Hitze etwa 45 Minuten garen. Die Roten Beten abgießen, kurz ausdampfen lassen und schälen (dabei am besten Einweghandschuhe tragen). Die Knollen in feine Scheiben schneiden, aus den Scheiben mit einem Metallring (6 cm Durchmesser) Ringe ausstechen und auf den Tellern jeweils kreisrund anordnen.

2 Für das Rindertatar das Fleisch plattieren und in feine Würfel schneiden. Das gewürfelte Fleisch in einer Schüssel mit ½ EL Olivenöl, Knoblauchöl, Kapern, Petersilie, Cornichons, Schalottenwürfeln und Ketchup mischen. Mit Salz und Pfeffer abschmecken.

3 Den Feldsalat verlesen, waschen und trocken schütteln. Die Blätter gleichmäßig auf dem Carpaccio verteilen. Das Rindertatar auf dem Salat anrichten.

4 Restliches Olivenöl, Essig und Honig zu einem Dressing verrühren und mit Salz und Pfeffer abschmecken. Salat und Carpaccio mit dem Dressing beträufeln. Die Eier im Öl zu Spiegeleiern braten, auf das Tatar geben und sofort servieren.

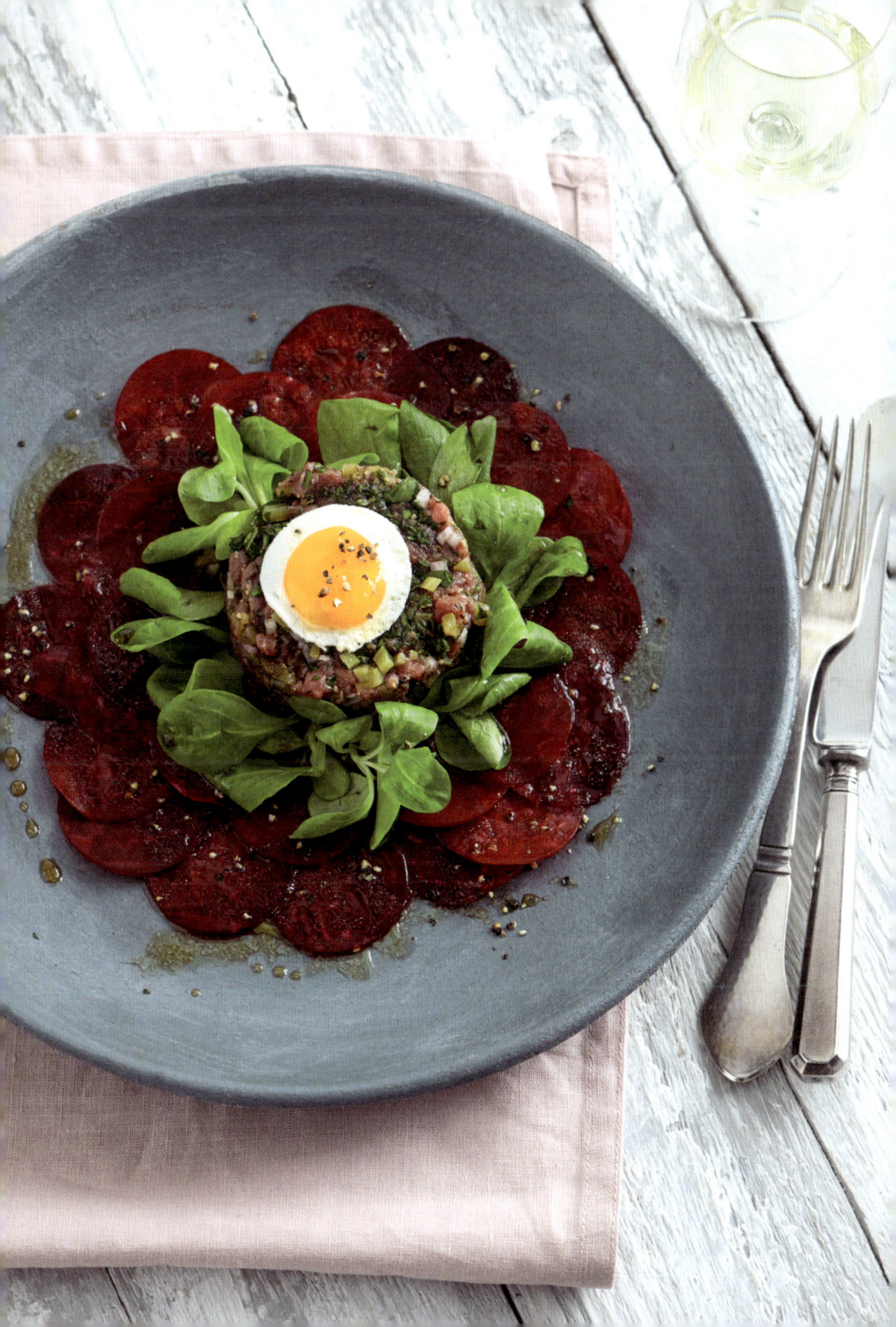

ROTE-BETE-HUMMUS MIT DILL

FÜR 2 PORTIONEN

150 g vorgegarte Rote Bete
 (vakuumiert)
1–2 Knoblauchzehen
 (am besten eingelegt)
1 Dose Kichererbsen
 (250 g Abtropfgewicht)
30 g helles Tahin
2–3 EL Granatapfelmelasse
 oder Aceto balsamico
Salz
1 TL gemahlener Cumin
¼–½ TL Cayennepfeffer
1 EL Olivenöl
2–3 Stiele Dill

Zubereitungszeit: 15 Minuten
Pro Stück: 350 kcal,
13 g EW, 16 g F, 35 g KH,
8 g BST

ZUBEREITUNG

1 Die Rote Bete trocken tupfen und in grobe Würfel schneiden. Den Knoblauch, falls nötig, schälen und hacken. Beides im Multizerkleinerer oder Blitzhacker fein pürieren.

2 Die Kichererbsen in ein Sieb abgießen, gründlich waschen und trocken tupfen. Zu der Roten Bete geben und cremig mixen.

3 Tahin und zunächst 2 EL Granatapfelmelasse dazugeben, weitermixen, mit Salz, Cumin und Cayennepfeffer würzen. Nach Geschmack mehr Granatapfelmelasse einrühren. Zum Schluss das Olivenöl untermischen.

4 Den Dill waschen, trocken schütteln und einige Spitzen beiseitelegen. Den Rest fein hacken und untermischen. Den Hummus anrichten und mit den Dillspitzen dekorieren.

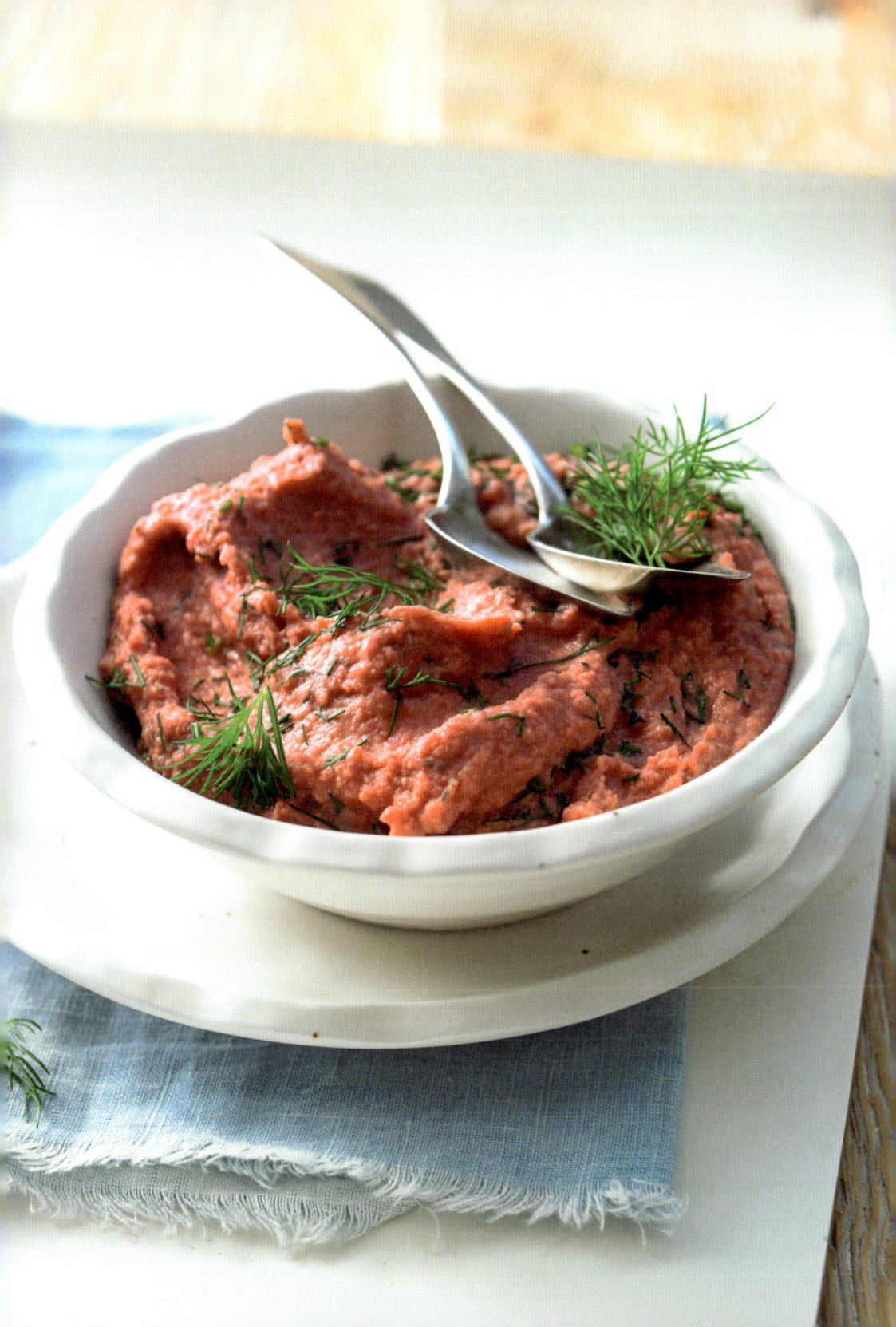

ROTE-BETE-SUPPE
MIT APFEL UND SELLERIE

FÜR 4 PERSONEN

1 Zwiebel
3 Stangen Staudensellerie
2 säuerliche Äpfel
3 EL Zitronensaft
60 g Bauchspeck
2 EL Öl
1 l Gemüsebrühe
500 g Rote Beten (vorgegart und vakuumiert)
150 g Crème fraîche
Salz, Pfeffer aus der Mühle

Zubereitungszeit: 30 Minuten
Pro Portion: 430 kcal,
4 g EW, 33 g F, 25 g KH,
6 g BST

ZUBEREITUNG

1 Für die Suppe die Zwiebel schälen und in kleine Würfel schneiden. Den Staudensellerie putzen, waschen und in grobe Stücke schneiden. Die Äpfel waschen und vierteln, dabei die Kerngehäuse entfernen. 1 Stange Staudensellerie, ½ Apfel und 1 EL Zitronensaft im Blitzhacker zerkleinern. Den Bauchspeck in kleine Würfel schneiden, zur Apfel-Sellerie-Mischung geben und beiseitestellen.

2 Das Öl in einem Topf erhitzen und die Zwiebelwürfel darin andünsten. Restliche Äpfel und restlichen Staudensellerie hinzufügen, unter Rühren weich garen und fein pürieren. Die Brühe hinzufügen und zum Kochen bringen.

3 Die Roten Beten halbieren, hinzufügen und aufkochen. Die Suppe erneut pürieren, die Crème fraîche unterrühren und mit Salz, Pfeffer und Zitronensaft abschmecken. Auf Tellern anrichten und mit der Apfel-Sellerie-Mischung bestreut servieren. Dazu passt Schwarzbrot mit Griebenschmalz.

TIPP

Rote Bete, Äpfel, Sellerie – diese Suppe startet nicht nur gesundheitlich, sondern auch geschmacklich voll durch. Die enthaltenen Vitamine und Mineralstoffe werden von einigen gerösteten Speckwürfeln garniert und machen das Gericht zu einem Seelenschmeichler.

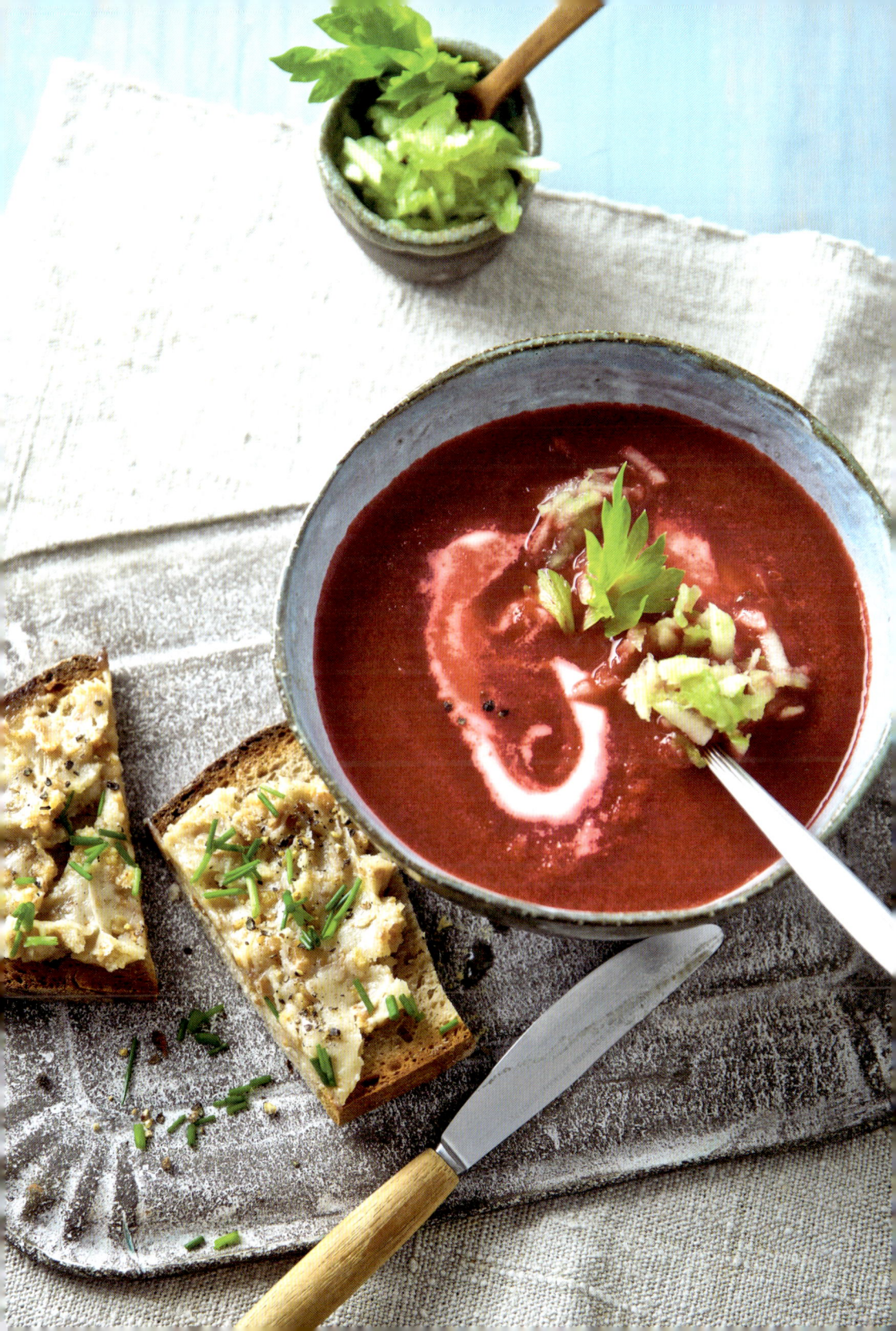

ROTE-BETE-BULGUR-QUICHE

FÜR 4 PERSONEN

500 g Rote Bete
200 ml fettarme Milch
200 g Bulgur
2 Eier
200 g körniger Frischkäse
Salz
1 Päckchen Backpulver
1 TL getrockneter Salbei
2 Bio-Zitronen
2 Bund Petersilie
4 EL Olivenöl
Pfeffer aus der Mühle
200 g Kochschinken
50 g Parmesan
1 Bund Basilikum

Zubereitungszeit:
ca. 45 Minuten
Backen: ca. 25 Minuten
Pro Stück: 457 kcal,
29 g EW, 17 g F, 47 g KH,
7 g BST

ZUBEREITUNG

1 Rote Bete putzen, waschen und in reichlich Wasser 30 Minuten garen. Milch mit Bulgur aufkochen, bei geringer Hitze 20 Minuten ausquellen lassen. Mit Eiern, Frischkäse, ¼ TL Salz, Backpulver und der Hälfte des Salbeis gut vermengen.

2 Den Backofen auf 180 °C vorheizen. Bulgurmasse auf dem Boden einer gut gefetteten Springform (26 cm Durchmesser) gleichmäßig verteilen, dabei einen schmalen Rand formen.

3 Zitronenschale fein abreiben, Zitronen auspressen. Petersilie waschen, trocken schütteln und die Blätter klein hacken. Mit Zitronensaft und Öl verrühren, mit Salz, Pfeffer und restlichem Salbei vermengen. Bulgurteig mit der Petersilienmischung bestreichen.

4 Schinken grob würfeln. Rote Bete schälen, in dünne Scheiben schneiden, zusammen mit dem Schinken in die Form geben, salzen und pfeffern. Im Ofen 20 Minuten backen.

5 Parmesan reiben. Basilikum waschen, trocken schütteln und grob hacken. Mit Parmesan und Zitronenschale vermengen, über die Quiche streuen und weitere 5 Minuten im noch heißen Backofen garen. Dazu passt ein grüner Salat.

TIPP

Bulgur heißen die kleinen Powerkugeln aus Hartweizen. Sie bestechen geschmacklich durch ihre nussige Note und sind reich an B-Vitaminen, Magnesium, Eisen, Proteinen sowie Ballaststoffen. Als Allroundtalent in der Küche passen sie zu Fleisch, Meeresfrüchten und Fisch.

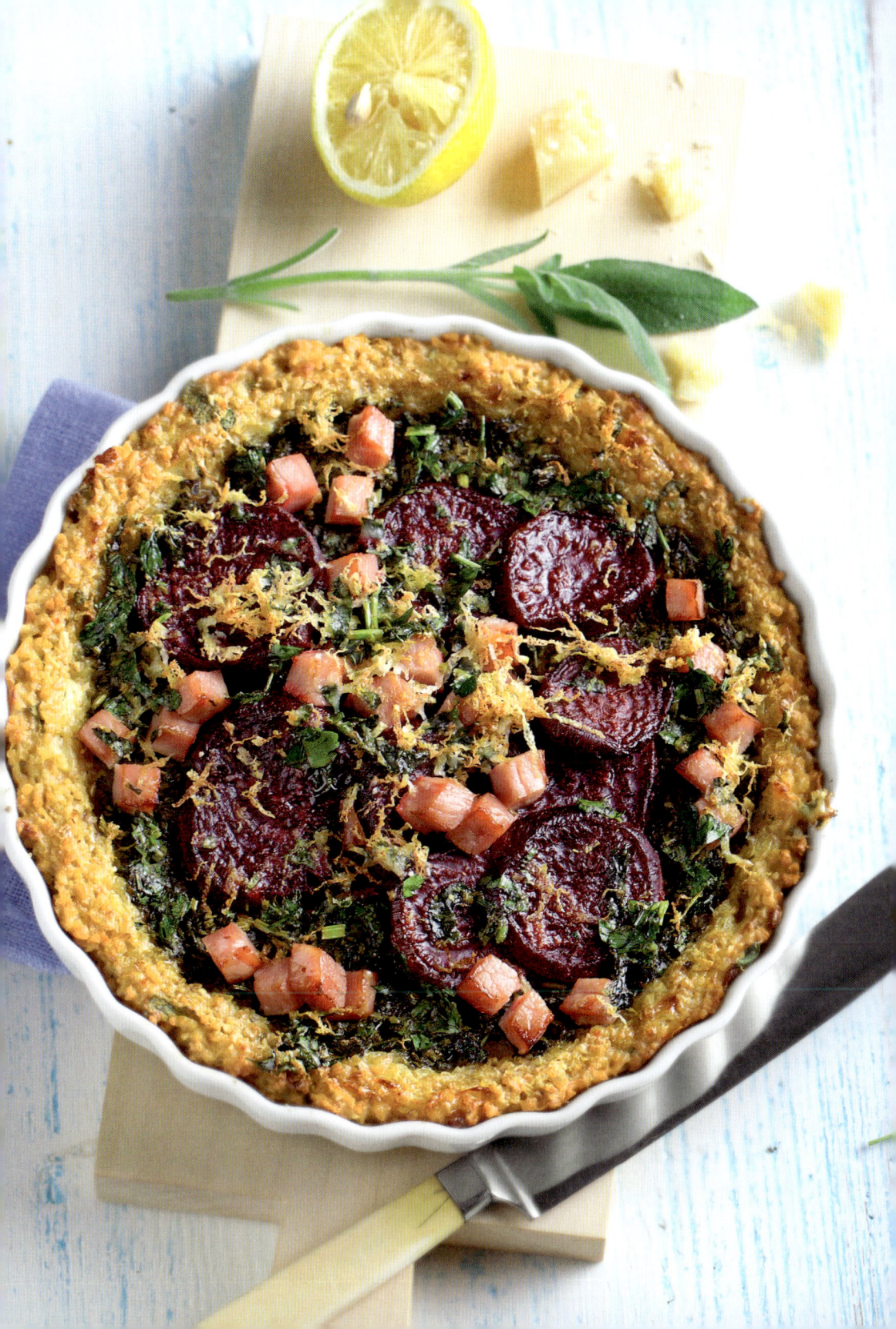

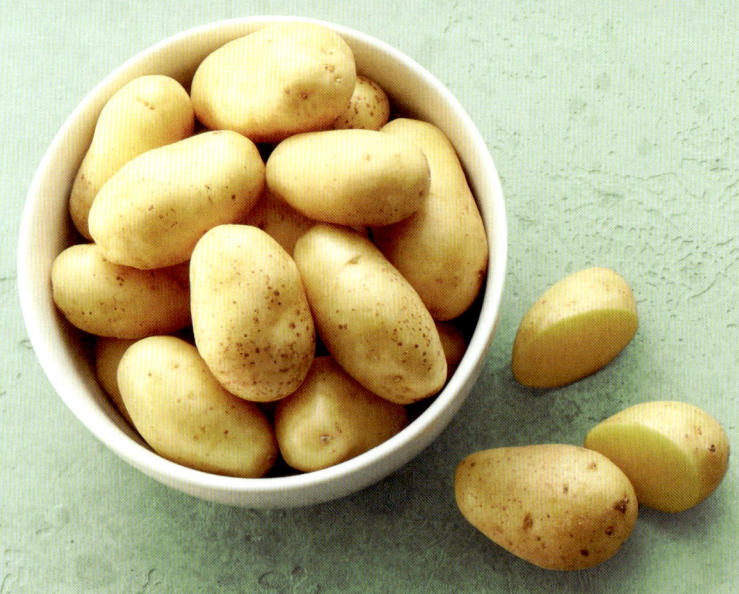

DIE TOLLE KNOLLE

Die Kartoffel enthält wenig Kalorien und besteht zu 80 Prozent aus Wasser. Sie gehört zu den wichtigsten Nahrungsmitteln in Deutschland – im Durchschnitt isst jeder 57 Kilogramm pro Jahr.

STECKBRIEF

SAISON: Sehr frühe Sorten kommen ab Juni auf den Markt (Solist, Annabelle, Anuschka). Die Kartoffeln ab Juli (Belana, Gala, Marabel) haben eine festere Schale und sind bedingt lagerfähig. Die typischen Einkellerungskartoffeln sind die mittelfrühen Sorten (Agria, Allians, Laura), sie werden ab Ende August geerntet. Mittelspäte bis späte Sorten können ebenfalls gut eingekellert werden (Jelly, Fasan, Cascada) Diese Sorten werden im September und Oktober geerntet.

LAGERUNG & ZUBEREITUNG: Kartoffeln sollten trocken und fest sein und einen erdigen Geruch aufweisen. Gute Lagerräume sind kühle, trockene und dunkle Keller. Beachten Sie die verschiedenen Kocheigenschaften festkochend, vorwiegend festkochend und mehligkochend. Reinigen Sie Kartoffeln gründlich und entfernen Sie grüne Stellen und Keimansätze („Augen"). Erreichen die Keime eine Länge von über 1 cm, sollten Sie die Kartoffeln nicht mehr verwenden.

KARTOFFELSALAT MIT SCHMAND

FÜR 2 PERSONEN

400 g festkochende Kartoffeln · Salz
1 Stange Lauch · 100 g durchwachsener Räucherspeck
3 Stiele Dill · 100 g Gewürzgurken · 200 g Schmand
1 EL Weißweinessig · Pfeffer aus der Mühle
Zubereitungszeit: 30 Minuten
Pro Portion: 510 kcal, 15 g EW, 35 g F, 47 g KH, 3 g BST

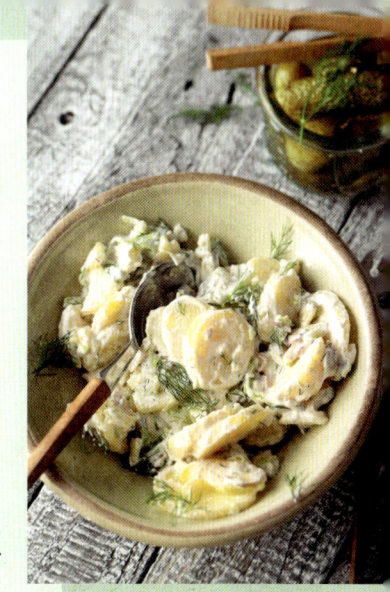

1 Die Kartoffeln mit der Schale waschen, in Salzwasser etwa 20 Minuten weich garen. Abgießen, pellen und in grobe Stücke oder Scheiben schneiden.

2 Lauch putzen, längs halbieren, waschen und klein schneiden. Speck fein würfeln, in einer Pfanne auslassen und kross anbraten. Herausnehmen und den Lauch im Speckfett andünsten. Mit etwas Wasser ablöschen und etwa 5 Minuten köcheln lassen.

3 Dill waschen und trocken schütteln, die Spitzen abzupfen und wie die Gewürzgurken fein hacken. Beides mit Schmand und Essig verrühren. Creme mit Salz und Pfeffer kräftig würzen.

4 Schmandcreme, Speck, Lauch und Kartoffeln in eine große Salatschüssel geben und alle Zutaten vorsichtig vermengen. Kartoffelsalat entweder lauwarm servieren oder ein paar Stunden zugedeckt im Kühlschrank durchziehen lassen.

NÄHRSTOFFGEHALT: Stärke ist der Energieträger der Kartoffeln. Sie wird erst durch den Garprozess verdaulich für uns. Das Superfood kann noch mehr: Neben hochwertigen Proteinen enthält es auch Kalium, B-Vitamine und Vitamin C. Auch sekundäre Pflanzenstoffe weist die Kartoffel auf und ist damit eine wahre Powerknolle für unsere Gesundheit.

HILFT BEI ...

Husten: Dafür werden einige Kartoffeln weich gekocht, in ein Geschirrtuch gelegt und zerdrückt. Wenn der Wickel soweit abgekühlt ist, dass keine Verbrennungsgefahr mehr besteht, wird er auf die Brust gelegt, bis er abkühlt.
Magenschmerzen: Kartoffelsaft soll die Symptome eines übersäuerten Magens lindern.

KARTOFFELCREMESUPPE MIT ORANGE UND PINIENKERNEN

FÜR 2 PERSONEN

Für die Suppe:
1 Bund Suppengemüse
500 g mehligkochende
   Kartoffeln
2 EL Butter
125 ml frisch gepresster
   Orangensaft
¾ l Gemüsebrühe
Salz
100 g Sahne
Pfeffer aus der Mühle

Für die Currypinienkerne:
100 g Pinienkerne
1 TL rote Currypaste
   (aus dem Asienladen)
scharfes Currypulver
2 EL Olivenöl
etwas frisch gepresster
   Orangensaft
Salz

Zubereitungszeit: 40 Minuten
Pro Portion: 900 kcal,
20 g EW, 67 g F, 49 g KH,
11 g BST

ZUBEREITUNG

1 Für die Kartoffelcremesuppe das Suppengemüse und die Kartoffeln putzen bzw. schälen und waschen. Das vorbereitete Gemüse in kleine Stücke schneiden. Die Butter in einem Topf erhitzen, Suppengemüse und Kartoffeln darin unter Rühren andünsten und mit dem Orangensaft ablöschen.

2 Die Brühe angießen und aufkochen lassen. 1 TL Salz dazugeben und die Suppe zugedeckt bei mittlerer Hitze etwa 25 Minuten köcheln lassen, bis die Kartoffeln weich sind.

3 Inzwischen die Pinienkerne in einer Pfanne ohne Fett anrösten. Die Pinienkerne aus der Pfanne nehmen und abkühlen lassen. Etwa die Hälfte der Pinienkerne grob hacken und zum Bestreuen beiseitestellen. Die restlichen Kerne mit Currypaste und 1 Prise Currypulver im Blitzhacker fein mahlen. Das Olivenöl und den Orangensaft unterrühren. Die Currypinienkerne mit Salz würzen.

4 Die Kartoffelsuppe mit dem Stabmixer fein pürieren, dabei die Sahne untermixen. Die Suppe nochmals unter Rühren aufkochen und mit Salz und Pfeffer abschmecken. Die gehackten Pinienkerne und die Currypinienkerne dazu reichen.

TIPP

Glück, das man löffeln kann, finden Sie mit dieser Suppe. Die cremige Konsistenz wird durch die süß-scharfen Pinienkerne abgerundet. Sie verfügen über wertvolle Fette und ergänzen dadurch die stärkehaltigen Kartoffeln wunderbar.

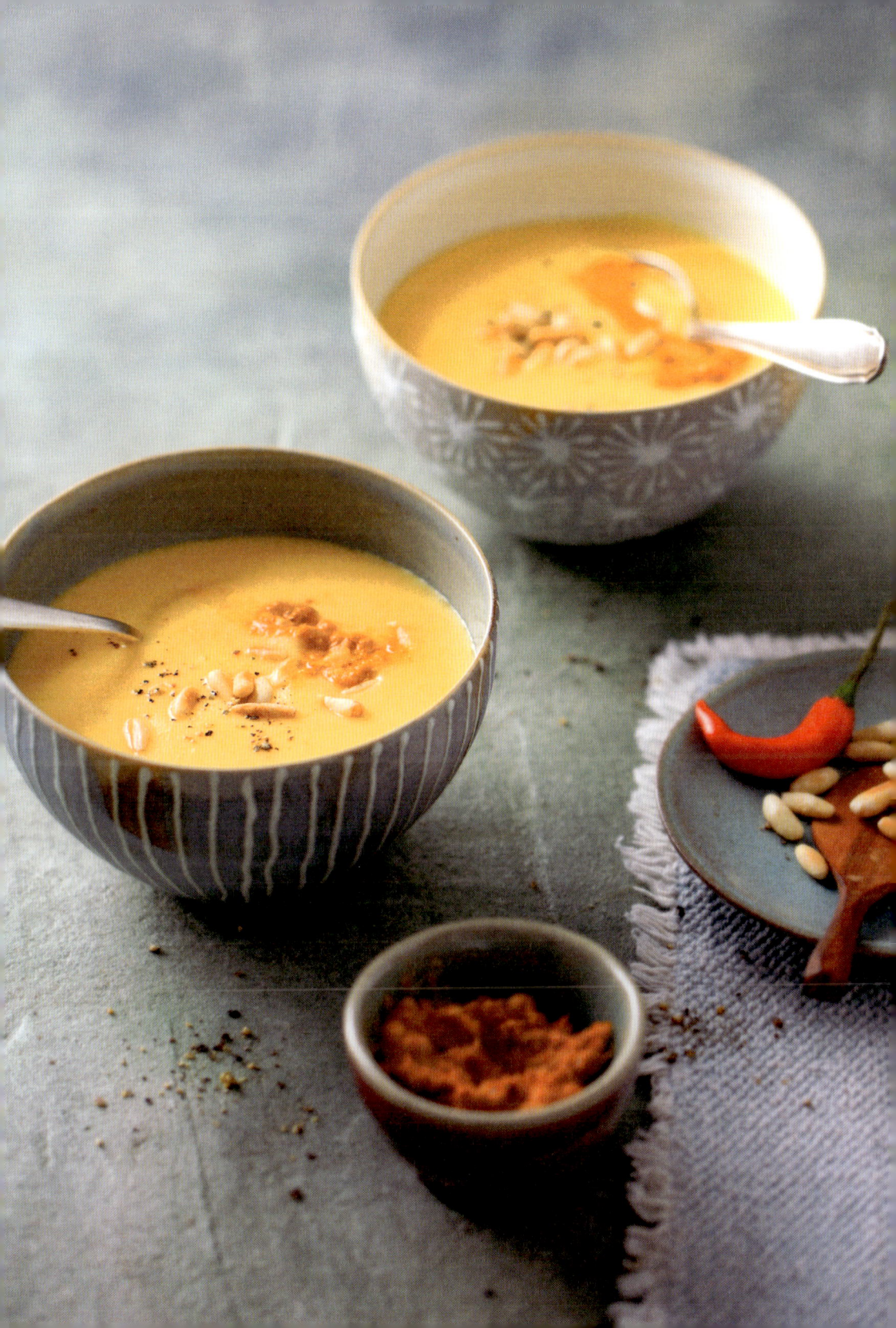

KARTOFFEL-SALTIMBOCCA MIT SENFDIP

FÜR 4 PERSONEN

8 festkochende Kartoffeln
  (länglich, à ca. 125 g)
Salz
50 g körniger Senf
75 g Crème fraîche
½ EL Honig
2 Knoblauchzehen
Pfeffer aus der Mühle
2 Zweige Salbei
8 große Scheiben Frühstücks-
  speck (Bacon; ca. 200 g)
4 EL Olivenöl

Zubereitungszeit: 45 Minuten
Backzeit: 15 Minuten
Pro Stück: 620 kcal,
10 g EW, 48 g F, 36 g KH,
3 g BST

ZUBEREITUNG

1 Die Kartoffeln mit der Schale gründlich waschen und in Salzwasser bei schwacher Hitze zugedeckt 22 bis 25 Minuten weich garen.

2 Inzwischen für den Dip Senf, Crème fraîche und ½ TL Honig mit dem Stabmixer fein pürieren. Den Knoblauch schälen, 1 Zehe dazupressen und den Dip mit etwas Pfeffer würzen. Den restlichen Knoblauch in dünne Scheiben schneiden. Den Salbei waschen und trocken tupfen, die Blätter abzupfen. Die Speckscheiben quer halbieren.

3 Die Kartoffeln abgießen, ausdampfen und dabei etwas abkühlen lassen. Olivenöl und restlichen Honig verrühren, mit Salz und Pfeffer würzen. Die Kartoffeln längs halbieren und mit der Honig-Öl-Mischung bestreichen. Dann je 1 Scheibe Knoblauch und 1 Salbeiblatt der Länge nach auf die Schnittflächen legen. Die Kartoffeln so mit dem Speck umwickeln, dass die Naht an der runden Unterseite der Kartoffeln ist. Den Backofen auf 200 °C vorheizen.

4 Die Kartoffel-Saltimbocca mit der Schnittfläche nach oben auf ein mit Backpapier ausgelegtes Blech legen und im Ofen auf der mittleren Schiene etwa 15 Minuten backen, bis der Speck leicht gebräunt ist. Aus dem Ofen nehmen und mit dem Senfdip servieren.

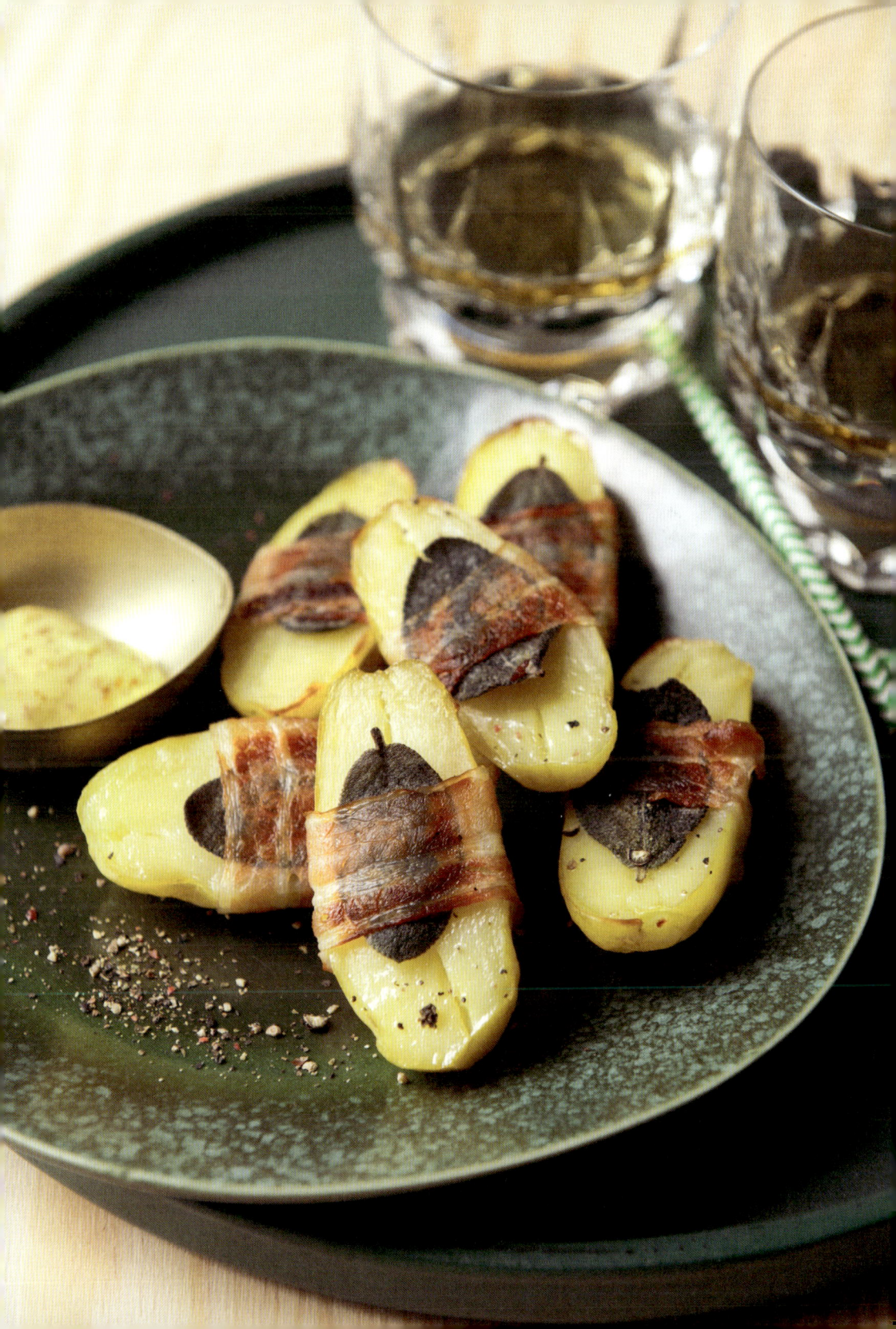

KARTOFFELAUFLAUF MIT KABELJAU

FÜR 2 PERSONEN

100 g Butter
¼ l Weißwein
Saft von ½ Zitrone
Salz
½ TL Zucker
1 Lorbeerblatt
300 g Kabeljaufilet
  (küchenfertig)
300 g gekochte Kartoffeln
  (vom Vortag)
1 Zwiebel
200 g Sahne
1 Ei
Pfeffer aus der Mühle

Zubereitungszeit: 35 Minuten
Backen: 30 Minuten
Pro Portion: 1025 kcal,
35 g EW, 77 g F, 26 g KH,
2 g BST

ZUBEREITUNG

1 Backofen auf 180 °C vorheizen. Eine Auflauf-form mit 30 g Butter ausfetten. In einem Topf ¾ l Wasser, Wein, Zitronensaft, 1 TL Salz, Zucker und Lorbeerblatt aufkochen und 10 Minuten spru-delnd kochen lassen.

2 Das Fischfilet waschen und trocken tupfen. Hitze reduzieren und Fischfilet in den nicht mehr kochenden Sud legen. Zugedeckt etwa 10 Minuten gar ziehen lassen.

3 Kartoffeln pellen, grob zerdrücken und in eine Rührschüssel geben. Zwiebel schälen und in feine Würfel schneiden. 1 EL Butter in einer Pfanne erhit-zen und die Zwiebel darin andünsten. Dann zu den Kartoffeln geben.

4 Die Fischfilets aus dem Sud nehmen, den Sud beiseitestellen. Fisch in mundgerechte Stücke zup-fen und zu den Kartoffeln geben.

5 Sahne und Ei verquirlen und kräftig mit Salz und Pfeffer abschmecken. 2 EL Fischsud unter-rühren und die Sahnemischung unter die Kartof-feln rühren. Falls die Masse zu trocken wirkt, noch etwas Fischsud hinzufügen.

6 Die Masse in die Auflaufform füllen, glatt streichen und die restliche Butter in Flöckchen auf der Oberfläche verteilen. Im Ofen auf der mittleren Schiene etwa 30 Minuten überbacken, bis die Oberfläche appetitlich gebräunt ist. Dazu schmeckt ein grüner Salat.

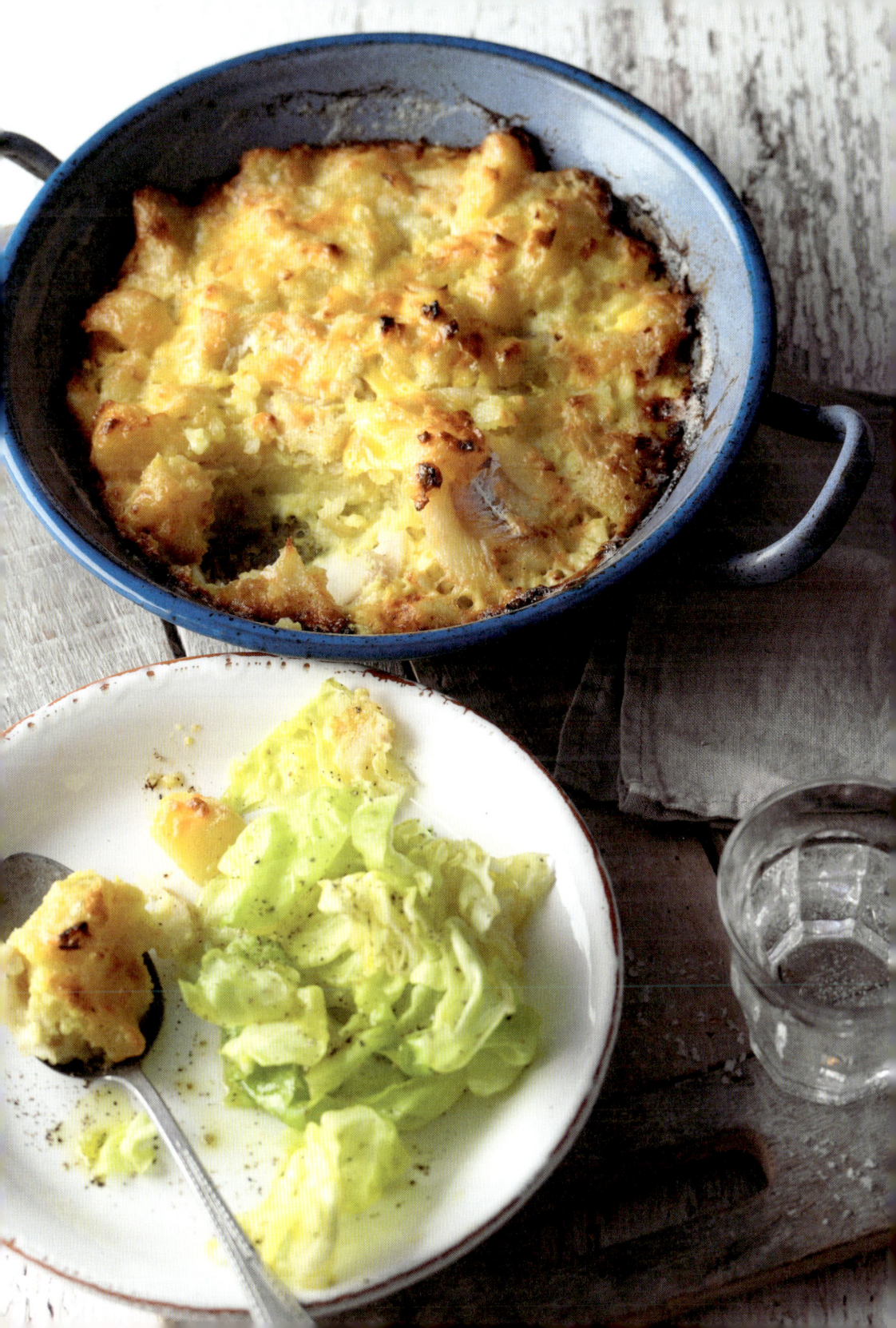

KARTOFFELRÖSTI
MIT FENCHEL-HERING-TATAR

FÜR 4 PERSONEN

200 g Fenchel
100 ml Apfelsaft
Salz
½ TL Meerrettich
 (aus dem Glas)
100 g Frischkäse (0,2 % Fett)
150 g Bismarckhering
1 große Gewürzgurke
1 großer Apfel
½ Bund Dill
Pfeffer aus der Mühle
800 g gekochte Pellkartoffeln
4 EL Rapsöl

Zubereitungszeit:
etwa 60 Minuten
Backen: ca. 25 Minuten
Pro Stück: 376 kcal,
15 g EW, 17 g F, 38 g KH,
8 g BST

ZUBEREITUNG

1 Fenchel putzen, längs halbieren, Strunk keilförmig herausschneiden und Fenchel hauchdünn in kleine Stücke schneiden. Apfelsaft mit Salz aufkochen, sofort heiß über den Fenchel geben und kurz ziehen lassen.

2 Meerrettich und Frischkäse verrühren. Heringe und Gurke in kleine Würfel schneiden. Apfel schälen, entkernen und ebenfalls würfeln. Dill waschen, fein hacken und mit allen Zutaten unter die Frischkäsemasse rühren. Mit Salz und Pfeffer würzen und ziehen lassen.

3 Kartoffeln pellen, grob reiben, mit Salz und Pfeffer würzen, zu kleinen Häufchen gut zusammendrücken. In heißem Öl parallel in zwei Pfannen bei geringer Hitze etwa 15 Minuten goldgelb braten. Dabei mit einem Pfannenwender gut andrücken. Vorsichtig wenden und weitere 15 Minuten braten. Rösti mit Tatar servieren.

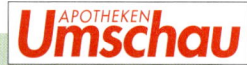

TIPP

Hering als fetter Seefisch ist für sich genommen ein Gesundheitstausendsassa: Er ist reich an Omega-3-Fettsäuren, die das Risiko für Herz-Kreislauf-Erkrankungen sowie den Cholesterinspiegel senken sollen. Darüber hinaus enthält er Jod und unterstützt so unsere Schilddrüse bei wichtigen Stoffwechselprozessen.

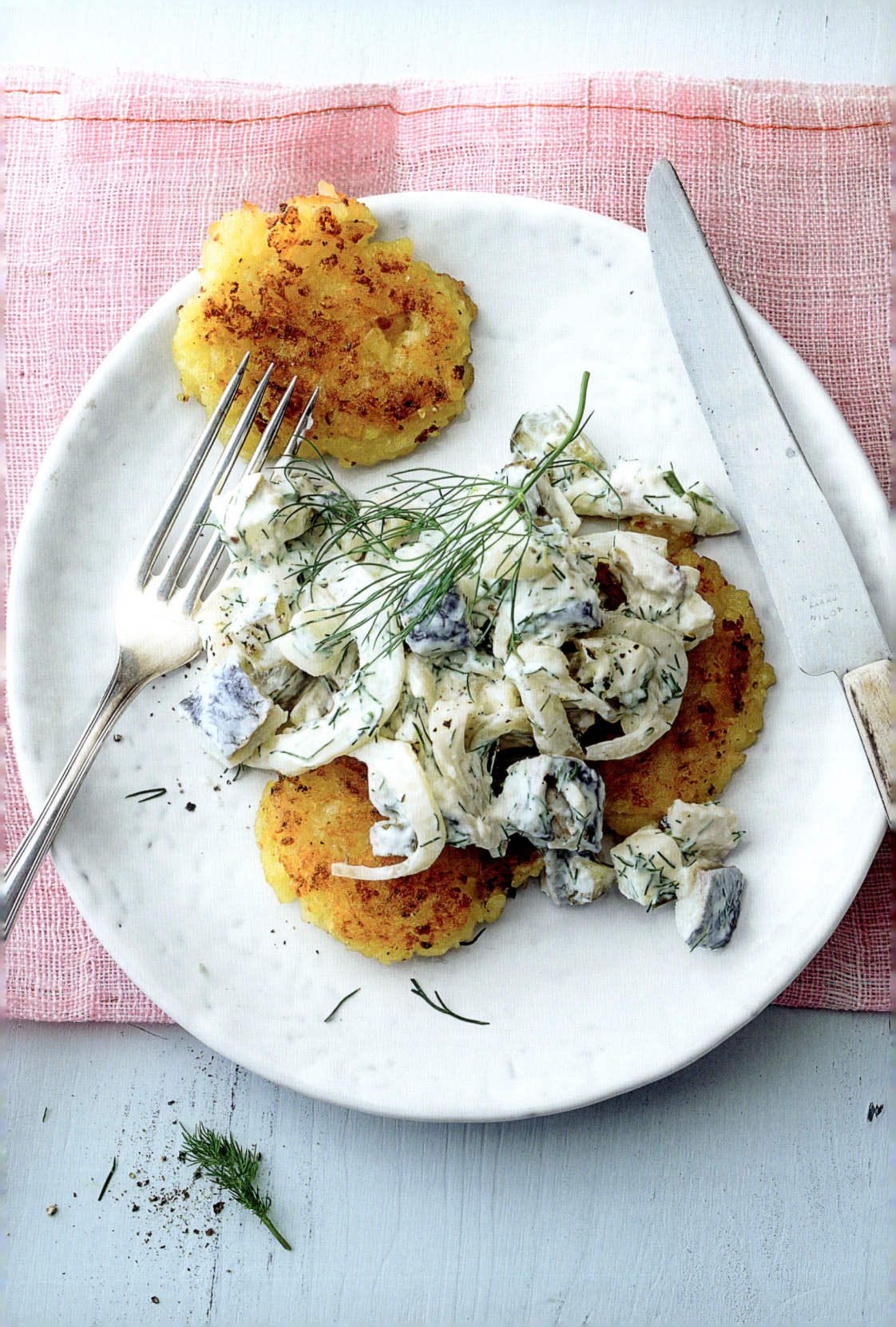

GUTE FETTE

ALS GESUNDHEITSPLUS

Fast 190 Millionen Liter Speiseöl wurden 2018 in deutschen Privathaushalten konsumiert. Über die Hälfte davon machen Raps- und Olivenöle aus. Der Mythos, dass Fett fett macht, ist längst überholt. Denn auf die Qualität kommt es an. Die richtigen Öle nehmen fettlösliche Vitamine gut auf und liefern unserem Körper wertvolle Inhaltsstoffe.

OLIVENÖL

Steht „nativ" auf der Flasche, ist das ein Hinweis auf eine besondere Güteklasse. „Extra nativ" ist die höchste Kategorie, die besonders hohe Qualität des Öls auszeichnet. Diese Produkte sollten hauptsächlich für die kalte Küche eingesetzt werden, können aber auch zum sanften Braten verwendet werden. 200 °C sollten diese Öle niemals erreichen. Olivenöle schützen unser Herz-Kreislauf-System und senken den schlechten LDL-Cholesterinwert. Zudem weisen sie einen hohen Vitamingehalt und sekundäre Pflanzenstoffe auf.

RAPSÖL

Auch dieses Öl ist nur zum sanften, schonenden Garen geeignet. Der Grund: Das Öl besteht zwar zur Hälfte aus einfach ungesättigten Fettsäuren, die hitzestabil sind. Die andere Hälfte aus mehrfach ungesättigten Fettsäuren eignet sich jedoch nicht für größere Hitze. Rapsöl enthält zusätzlich zum gesunden Fettanteil auch einen hohen Vitamin-E-Gehalt und die gesundheitsfördernde Alpha-Linolensäure.

WAS TUN, WENN DAS ÖL RAUCHT?

Das Öl können Sie in diesem Fall nicht mehr verwenden. Entsorgen Sie es und nehmen Sie stattdessen ein hitzebeständiges Öl. Es gilt: Das Öl hält umso höhere Temperaturen aus, je größer der Anteil an gesättigten und einfach ungesättigten Fettsäuren ist.

LEINÖL

Dieses Öl wird aus den Wunderkörnchen Leinsamen gewonnen und besticht durch den höchsten Gehalt an entzündungshemmenden Omega-3-Fettsäuren. Auf der Flasche sollten Hinweise wie „Omega-safe" oder „Oxyguard" stehen. Um die Nährstoffe so gut wie möglich zu schützen, bewahren Sie Leinöl kühl und dunkel auf. Verbrauchen Sie das Öl rasch und legen Sie keine großen Vorräte an. Leinöl eignet sich als Zugabe für Salate, im Smoothie oder im Joghurt oder Müsli.

BRATÖL

Dieses Öl wird meist aus Sonnenblumen gewonnen. Es ist hocherhitzbar und verträgt Temperaturen von 200 bis 210 °C. Durch die enthaltenen ungesättigten Fettsäuren ist es hitzestabil. Finden Sie die Bezeichnung „gedämpft" oder „desodoriert" auf dem Etikett, ist das Öl zusätzlich mit Wasserdampf behandelt worden. So zerfallen unerwünschte Fettbegleit- und Geschmacksstoffe und die Stabilität bei Hitze wird garantiert.

UND WAS IST MIT BUTTER?

Butter ist tatsächlich besser als Margarine. Meist kommt sie allerdings als Unterlage aufs Brot – und gerade die Kombination aus Kohlenhydraten und Fett gilt als sehr ungesund. Besser ist es, unter den Aufstrich oder fettarmen Aufschnitt dünn Senf, Frischkäse, Magerquark zu streichen. Auch die mit sehr gesunden Fetten ausgestattete Avocado eignet sich gut aufs Brot.

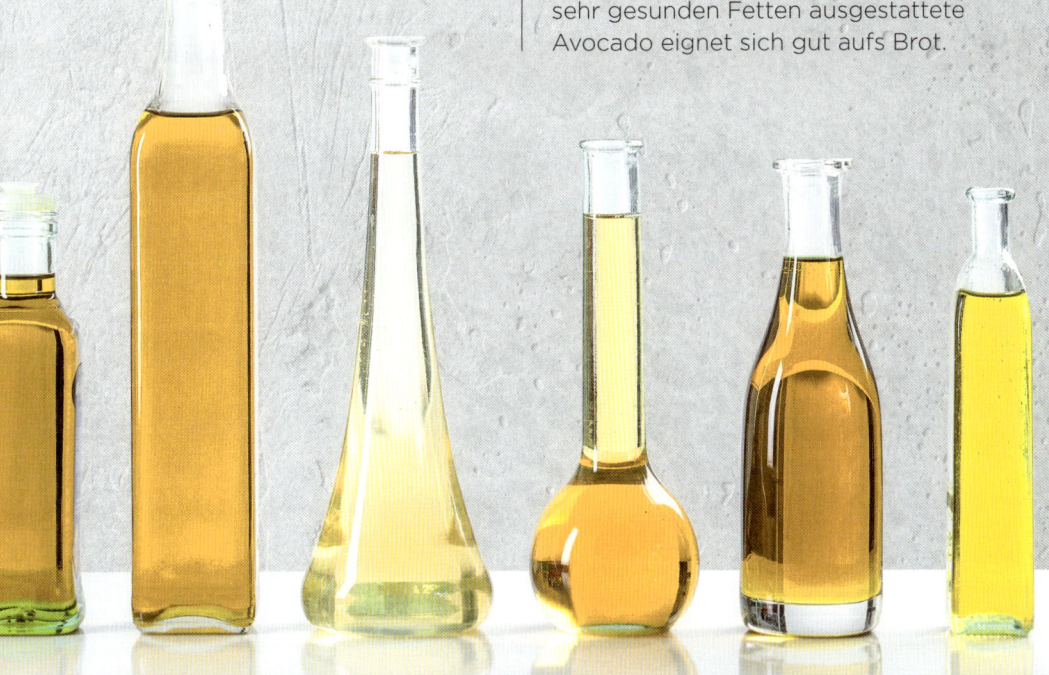

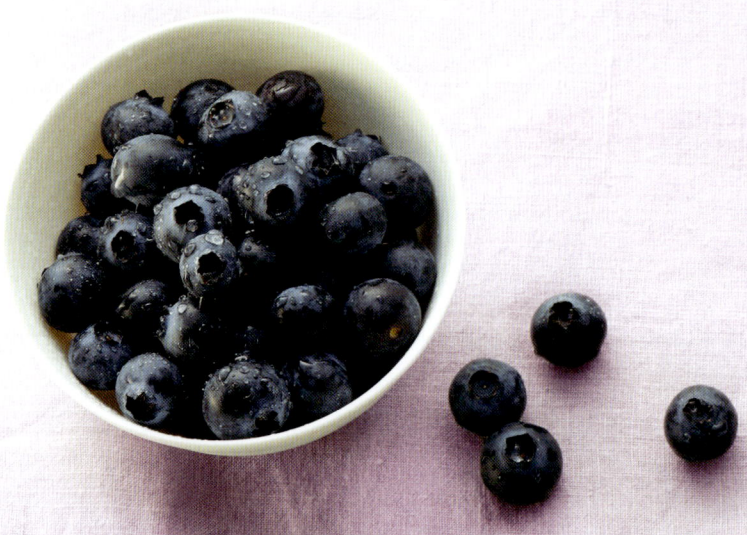

DIE BLAUE STUNDE

Wer Heidelbeeren nascht, erlebt sein blaues Wunder: Sie punkten mit gesunden Inhaltsstoffen, haben einen geringen Fruchtzucker-gehalt und eine verdauungsfördernde Wirkung.

STECKBRIEF

SAISON: Sommerzeit heißt Blaubeer-zeit – dann naschen Sie die Beeren am besten vom Strauch oder kaufen sie am Markt.
Hauptsaison: Juni bis September
Nebensaison: Importware ist das gan-ze Jahr verfügbar.

SORTEN IN DEUTSCHLAND: Insge-samt gibt es rund 150 Arten. Hierzu-lande wird meist die Kulturheidelbeere verkauft. Seltener gibt es die Waldhei-delbeere, die auch Blaubeere genannt wird – sie ist sogar noch gesünder. Bei

uns ist sie oft nur im Glas oder tiefge-kühlt erhältlich.

LAGERUNG & ZUBEREITUNG: Da die Beerchen so empfindlich sind, müssen sie sorgsam transportiert, gewaschen und möglichst schnell verzehrt wer-den. Im Kühlschrank halten sie sich nur wenige Tage. Größere Mengen können Sie gut zu Kompott, Saft oder Konfi-türe verarbeiten.
Auch im Salat oder in deftigen Gerich-ten sind die Beeren ein optisches und kulinarisches Highlight.

HEIDELBEER-TRIFLE MIT KEKSEN

FÜR 2 PORTIONEN

70 g Cantuccini · 2 EL Tawny Portwein (ersatzweise süßer Sherry) · 70 g Heidelbeeren · 150 g griechischer Joghurt 50 g schwarzes Johannisbeergelee · Salz · etwas gemahlene Bourbon-Vanille · 1 TL Kokosblütenzucker (oder feiner brauner Zucker)

Zubereitungszeit: 20 Minuten

Pro Portion: 343 kcal, 6 g EW, 13 g F, 45 g KH, 4 g BST

1 Die Cantuccini grob hacken oder im Mörser zerstoßen. Die Hälfte davon auf zwei Gläser verteilen und mit je ½ EL Portwein beträufeln.

2 Die Heidelbeeren waschen und trocken tupfen. 6 schöne Heidelbeeren beiseitelegen. Den Joghurt mit dem Gelee verrühren, es dürfen noch kleine Teile vom Gelee sichtbar sein. Mit etwas Salz und Vanille würzen.

3 Die Hälfte der Heidelbeeren auf die Cantuccini und darauf die Hälfte der Creme geben. Dann die restlichen Cantuccini darauf verteilen, mit dem übrigen Portwein beträufeln, die restlichen Heidelbeeren und darauf wiederum die restliche Creme verteilen. Mit den beiseitegelegten Heidelbeeren garnieren und dem Kokosblütenzucker bestreuen.

NÄHRSTOFFGEHALT: Die Wunderperlen enthalten eine große Menge an Ballaststoffen, Magnesium, Vitamin E und C sowie sekundären Pflanzenstoffen. Sie wirken antibakteriell und stärken das Immunsystem. Sie sollen zudem den Blutzucker und das Cholesterin senken. Außerdem verbessern sie die Durchblutung in der Netzhaut und wirken sich so positiv auf das Helldunkelsehen aus.

HILFT BEI ...

Durchfall: Getrocknete Heidelbeeren sind ein altes Hausmittel bei leichtem Durchfall. Die enthaltenen Gerbstoffe sorgen dafür, dass sich die Schleimhäute zusammenziehen. Durch die Verfestigung können weder Durchfallerreger in die Darmschleimhaut gelangen noch wichtige Nährstoffe oder Wasser verloren gehen.

Entzündungen: Als Tee zum Gurgeln lindern Heidelbeeren Entzündungen im Mund- und Rachenraum. Getrocknete Heidelbeeren können Sie hierfür ebenfalls mehrmals am Tag kauen.

SCHICHTSALAT MIT HEIDELBEEREN UND ROTER BETE

FÜR 4 PERSONEN

1 kleine vorgegarte Rote Bete
  (ca. 100 g)
4 EL Öl
3 EL Rotweinessig
1 EL Honig
1 EL Dijonsenf
1 EL Schmand
Salz, Pfeffer aus der Mühle
je 500 g orange und violette
  Möhren
1 gelbe Paprikaschote
½ Bund Radieschen
100 g Salatmix
1 Handvoll Radieschen-
  sprossen
75 g Kochschinken
65 g Bergkäse
65 g Heidelbeeren

Zubereitungszeit: 20 Minuten
Pro Portion: 310 kcal,
10 g EW, 17 g F, 23 g KH,
9 g BST

ZUBEREITUNG

1 Die Rote Bete schälen und klein schneiden. Mit Öl, Essig, Honig, Senf und Schmand in einem Rührbecher mit dem Stabmixer fein pürieren und mit Salz und Pfeffer würzen.

2 Die Möhren schälen und nach Farben getrennt raspeln. Die Paprikaschote längs halbieren, entkernen, waschen und in kleine Würfel schneiden. Die Radieschen putzen, waschen und in dünne Scheiben schneiden. Salat und Sprossen getrennt voneinander waschen und trocken schleudern. Schinken und Käse in Streifen bzw. Würfel schneiden. Die Heidelbeeren verlesen und waschen.

3 Je 1–2 EL Rote-Bete-Dressing auf vier Bügelgläser verteilen. Die übrigen Zutaten nach Lust und Laune daraufschichten, bis die Gläser voll sind. Das restliche Dressing zum Nachwürzen dazustellen.

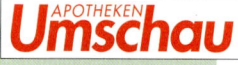

TIPP

Woran Sie ein gesundes Gericht leicht erkennen können? Wenn es so bunt wie möglich ist, denn die enthaltenen Pflanzenfarbstoffe wirken positiv auf unseren Körper. In diesem Superfoodsalat aus verschiedenfarbigen Möhren, Paprika, Radieschen, Salat, Roter Bete und Heidelbeeren sind nahezu alle Regenbogenfarben vertreten. Das ist Gesundheit, die Sie sich schmecken lassen können!

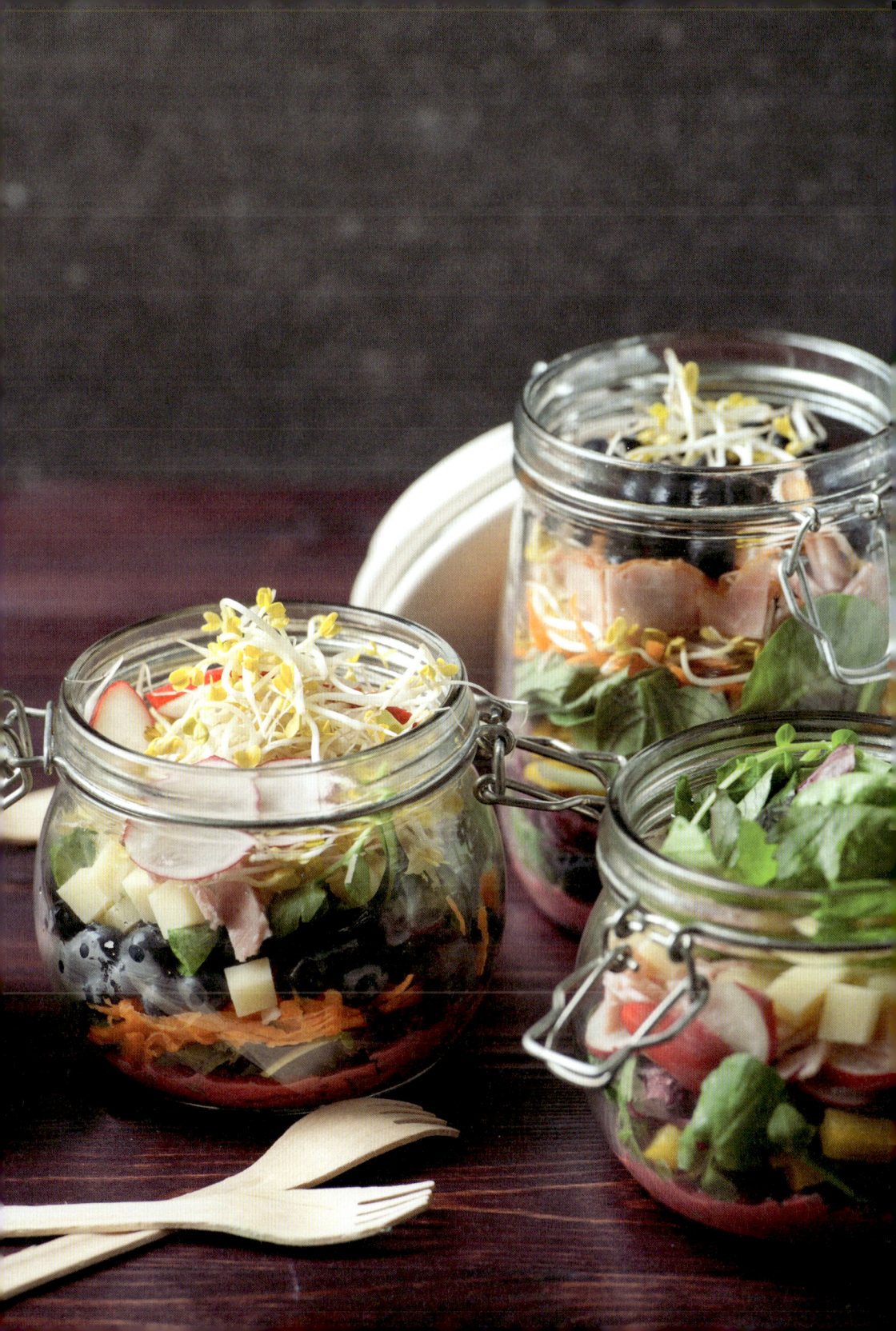

HEIDELBEERRISOTTO MIT SCAMPI

FÜR 2 PERSONEN

1 kleine Zwiebel
1 EL Olivenöl
100 g Risottoreis
400 ml Gemüsebrühe
  (aus dem Glas)
½ rote Chilischote
1 Zweig Rosmarin
½ Knoblauchchzehe
125 g Scampi (küchenfertig)
Salz, Pfeffer aus der Mühle
125 g Heidelbeeren

Zubereitungszeit:
ca. 35 Minuten
Pro Portion: 355 kcal,
18 g EW, 11 g F, 47 g KH,
4 g BST

ZUBEREITUNG

1 Die Zwiebel schälen, hacken und in ½ EL heißem Öl andünsten. Den Reis dazugeben, kurz mitbraten. 125 ml heiße Brühe angießen, sodass der Reis vollständig bedeckt ist. Bei schwacher Hitze etwa 20 Minuten garen, dabei nach und nach die restliche Brühe zugeben, gelegentlich umrühren.

2 Die Chilischote entkernen, waschen und in Ringe schneiden, Rosmarin waschen, trocken tupfen und die Nadeln abstreifen. Knoblauch schälen und in dünne Scheiben schneiden. Alles im restlichen Öl zusammen mit den Scampi etwa 4 Minuten braten. Mit Salz und Pfeffer würzen.

3 Die Heidelbeeren auf dem Risotto 2 bis 3 Minuten erwärmen. Das Risotto auf Teller verteilen und die Scampi mit dem Rosmarin darauf anrichten.

TIPP

Hätten Sie's gewusst? Umso dunkler das Fruchtfleisch der Heidelbeeren, desto mehr gesunde Inhaltsstoffe sind enthalten. Zum Beispiel die sogenannten Anthocyane, die zu den sekundären Pflanzenstoffen gehören, beeinflussen unter anderem den Fettstoffwechsel positiv und halten den Blutzuckerspiegel niedrig.

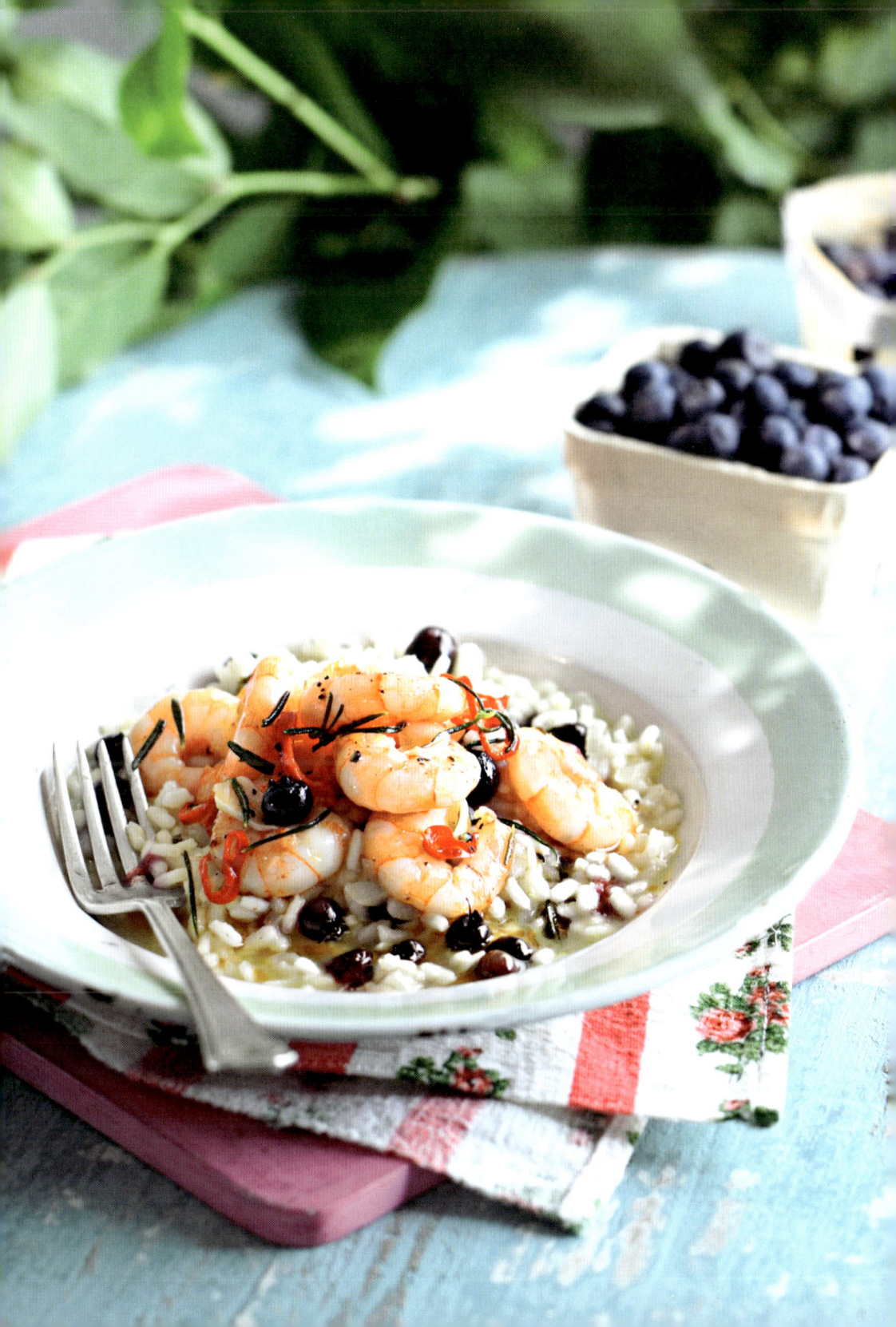

HEIDELBEERDESSERT
MIT VANILLEJOGHURT

FÜR 2 PERSONEN

ca. 350 ml Vollmilch
1 EL Naturjoghurt
80 g Sahne
9 g gemahlene Gelatine
1 EL Zucker
170 g Heidelbeeren
½ EL Zitronensaft
40 g Schoko-Nuss-Cookies
170 ml Bourbon-Vanille-
   joghurt
kandierte Walnusskerne und
   Schokoraspel zum Garnieren

Zubereitungszeit: 4 Stunden
Ziehen: über Nacht
Pro Portion: 610 kcal,
18 g EW, 34 g F, 54 g KH,
5 g BST

ZUBEREITUNG

1   Am Vortag den Backofen auf 50 °C vorheizen.
Die Milch auf 70 °C erwärmen und wieder abkühlen
lassen. Den Naturjoghurt unter die Milch rühren
und die Joghurtmilch im Ofen erst 30 Minuten
warm halten, dann im ausgeschalteten Ofen bei
geschlossener Backofentür 24 Stunden ziehen
lassen.

2   Am nächsten Tag die Masse absieben und
3 Stunden abtropfen lassen. Dann die Sahne steif
schlagen. Die Gelatine und ½ EL Zucker unter die
abgetropfte, feste Joghurtmasse rühren und kurz
ziehen lassen. Die Schlagsahne unterrühren und die
Joghurtcreme kühl stellen.

3   Die Heidelbeeren verlesen, waschen und mit
dem restlichen Zucker und dem Zitronensaft mischen. Die Schoko-Nuss-Cookies klein zerbröseln
und auf zwei Dessertgläser verteilen. Die Hälfte
der Joghurtsahne daraufgeben und mit ein paar
Heidelbeeren bestreuen. Den Vanillejoghurt daraufschichten, wieder mit Heidelbeeren belegen und
mit der restlichen Joghurtsahne abschließen.

4   Das Joghurt-Heidelbeer-Dessert mit kandierten
Walnusskernen garnieren und mit Schokoraspeln
bestreuen. Nach Belieben mit einigen Heidelbeeren
belegt servieren.

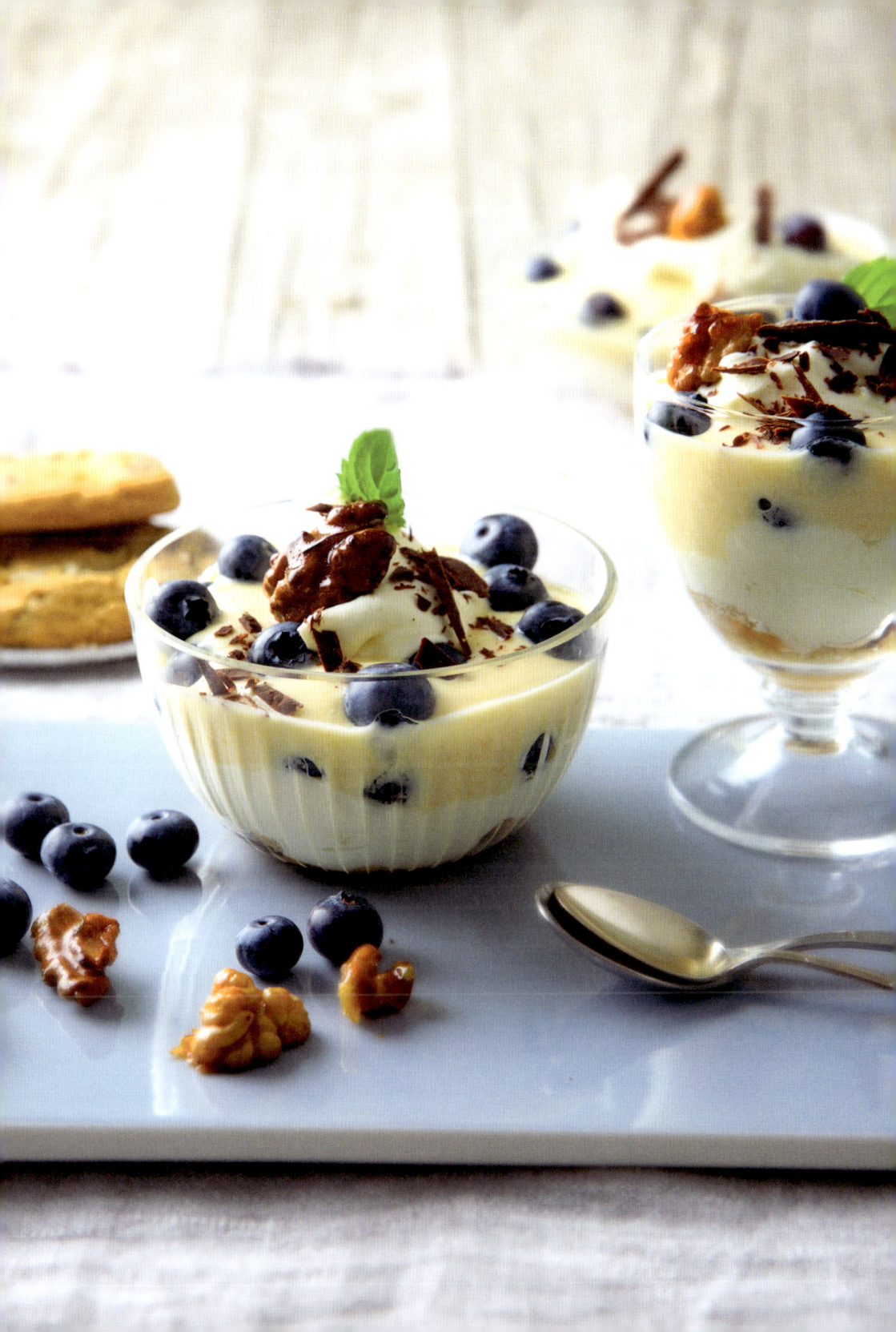

HEIDELBEEREIS MIT DICKMILCH

FÜR 4 PERSONEN

250 g Dickmilch (3,5 % Fett)
etwas gemahlene Vanille
50 g Sahne
125 g tiefgekühlte Heidelbeeren
½ Bio-Orange
2 EL Ahornsirup
1 Stiel Minze

Zubereitungszeit: 15 Minuten
Gefrieren: 3½–5 Stunden
Pro Portion: 110 kcal,
3 g EW, 6 g F, 10 g KH,
2 g BST

ZUBEREITUNG

1 Die Dickmilch mit der Vanille cremig rühren. Die Sahne steif schlagen und mit einem Teigschaber unterheben. Die Creme in der Eismaschine etwa 30 Minuten gefrieren. (Alternativ in eine vorgekühlte Schüssel füllen und im Tiefkühlfach etwa 1 Stunde gefrieren.)

2 Inzwischen die Heidelbeeren auftauen lassen, 25 g Heidelbeeren zum Garnieren abnehmen und kühl stellen. Die Orange heiß waschen, abtrocknen, die Schale fein abreiben und 2 EL Orangensaft auspressen. Die übrigen Heidelbeeren in einem hohen Rührbecher mit Orangenschale und -saft sowie dem Ahornsirup mit dem Stabmixer fein pürieren.

3 Das Eis aus der Eismaschine oder dem Gefrierfach nehmen. Die Heidelbeersauce darauf verteilen und mit einer Gabel leicht unter die Eismasse ziehen, sodass ein marmorartiges Muster entsteht. Danach die Eiscreme im Gefrierfach noch 3 bis 4 Stunden gefrieren lassen.

4 Zum Servieren die Minze waschen, trocken schütteln und die Blätter abzupfen. Vom Eis Kugeln abstechen und auf Schalen verteilen. Mit den kühl gestellten Heidelbeeren und der Minze garnieren.

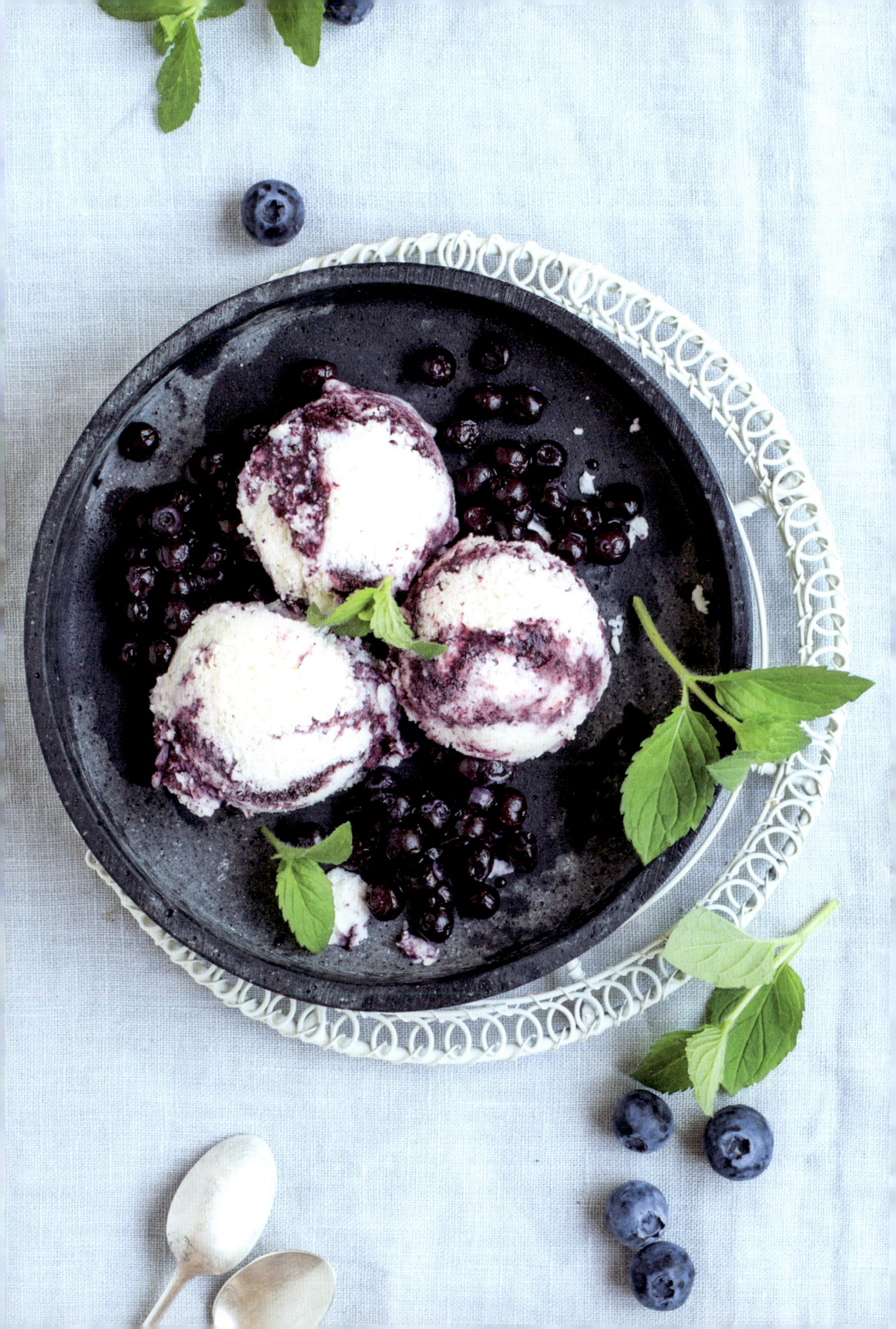

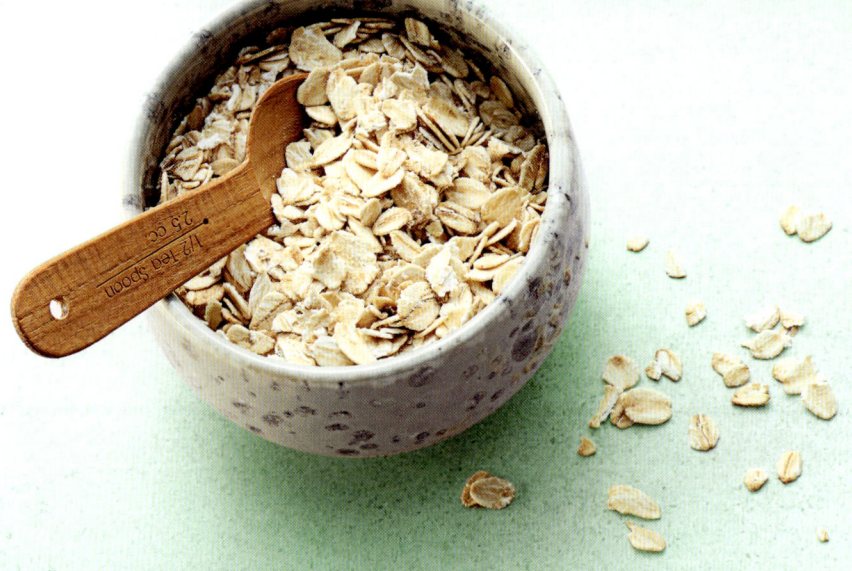

MORGENSTUND HAT GOLD IM MUND

Der Hafer hat es in sich: Die gesunden Eigenschaften der goldenen Flöckchen sind so vielfältig, dass es sich lohnt, variantenreiche Rezepte auszuprobieren – von Frühstück bis herzhaft.

STECKBRIEF

SAISON: Haferflocken sind ganzjährig erhältlich. Der Saathafer wird auch als „Echter Hafer" bezeichnet und gehört zu den Süßgräsern. Er ist die Getreideart unserer nördlichen, gemäßigten Breitengrade.

SORTEN IN DEUTSCHLAND: Meist werden Haferflocken in kernig, zart und löslich unterschieden. Sie werden aus dem vollen Korn hergestellt – und so sind alle gesunden Bestandteile

erhalten geblieben. Hier können Sie ganz nach Geschmack variieren.

LAGERUNG & ZUBEREITUNG: Haferflocken mögen es gerne trocken. Bewahren Sie sie am besten in einem verschließbaren Glas auf. Als Allroundtalent begleiten die Flocken uns durch jede Lebensphase – vom Säugling bis ins hohe Alter. Im Müsli, Brot oder Brötchen sind die ballaststoffreichen Haferflocken immer eine gute Wahl.

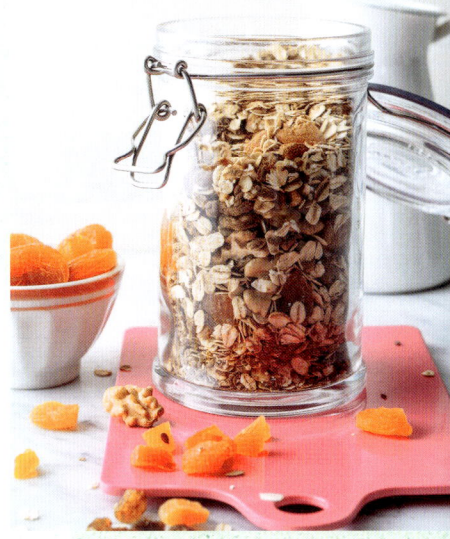

MÜSLI SELBST GEMACHT

FÜR 10 PORTIONEN
300 g kernige Haferflocken
8 EL Walnusskerne · 4 EL Leinsamen
8 EL getrocknete Aprikosen · 12 EL Rosinen
2 EL Zimtpulver
Zubereitungszeit: ca. 15 Minuten
Pro Portion (80 g): 300 kcal,
8 g EW, 11 g F, 41 g KH, 6 g BST

1 Haferflocken in einer beschichteten Pfanne ohne Fett
rösten. Walnüsse grob hacken. Leinsamen mit einer elektri-
schen Kaffeemühle oder dem Stabmixer schroten.

2 Aprikosen klein schneiden. Sämtliche Zutaten mit den
Rosinen vermengen und mit Zimt würzen. Die Mischung
in ein Glas füllen, fest verschließen, dunkel und kühl aufbewahren.

NÄHRSTOFFGEHALT: Hafer wurde
2017 zur Arzneipflanze des Jahres
gewählt. Warum? Der Gesundheitswert
von Hafer ist umfassend: Er enthält
viel Vitamin B1 und B6 und weist einen
hohen Gehalt an Beta-Glucanen auf.
Diese schützen die Darmwand und
beruhigen den Magen. Zudem sorgen
Haferflocken für eine Bindung von Gal-
lensäuren. Auch die Ausscheidung von
Cholesterin fördern sie, was unsere
Blutgefäße vor Ablagerungen schützt.

HILFT BEI ...

Diabetes mellitus: Sogenannte
„Hafertage" werden Diabetikern
häufig empfohlen. Die Ballaststoffe
in den Haferflocken verzögern die
Nährstoffaufnahme ins Blut, der
Blutzuckerspiegel steigt langsamer.
Schwangerschaftsbeschwerden:
Haferflocken können Schwangeren
bei Verstopfung empfohlen werden. Auch bei Schwangerschafts-
übelkeit hilft es manchen Frauen,
1 EL Haferflocken trocken zu kauen
und zu schlucken.

HAFERFLOCKENMÜSLI
MIT PFLAUMEN

FÜR 2 PERSONEN

50 g zarte Haferflocken
25 g Amarantflocken
150 ml Milch (1,5 % Fett)
30 g geschälte Mandeln
½ TL Zimtpulver
2 EL geschroteter Leinsamen
1 Apfel
2–3 blaue Pflaumen
   (ca. 170 g)
200 g Dickmilch (1,5 % Fett)

Zubereitungszeit: 15 Minuten
Einweichen: 8 Stunden,
über Nacht
Pro Portion: 460 kcal,
18 g EW, 17 g F, 51 g KH,
11 g BST

ZUBEREITUNG

1 Am Vorabend die Hafer- und Amarantflocken in einer Schüssel mit der Milch mischen. Zugedeckt etwa 8 Stunden, am besten über Nacht, im Kühlschrank einweichen.

2 Am nächsten Morgen die Mandeln fein hacken oder reiben, in einer Pfanne ohne Fett bei mittlerer Hitze hell rösten und den Zimt untermischen. Herausnehmen, auf einem Teller abkühlen lassen und mit dem Leinsamen mischen. Den Apfel waschen, vierteln, entkernen und quer in dünne Scheiben schneiden. Die Pflaumen waschen, halbieren, entsteinen und in dünne Spalten teilen.

3 Die eingeweichten Flocken mit dem Mandelmix und dem Obst auf Schalen verteilen. Die Dickmilch mit 4 EL Wasser cremig rühren und darüberträufeln. Wer zu Verstopfung neigt, kann noch 2 getrocknete Pflaumen in kleine Würfel schneiden und untermischen.

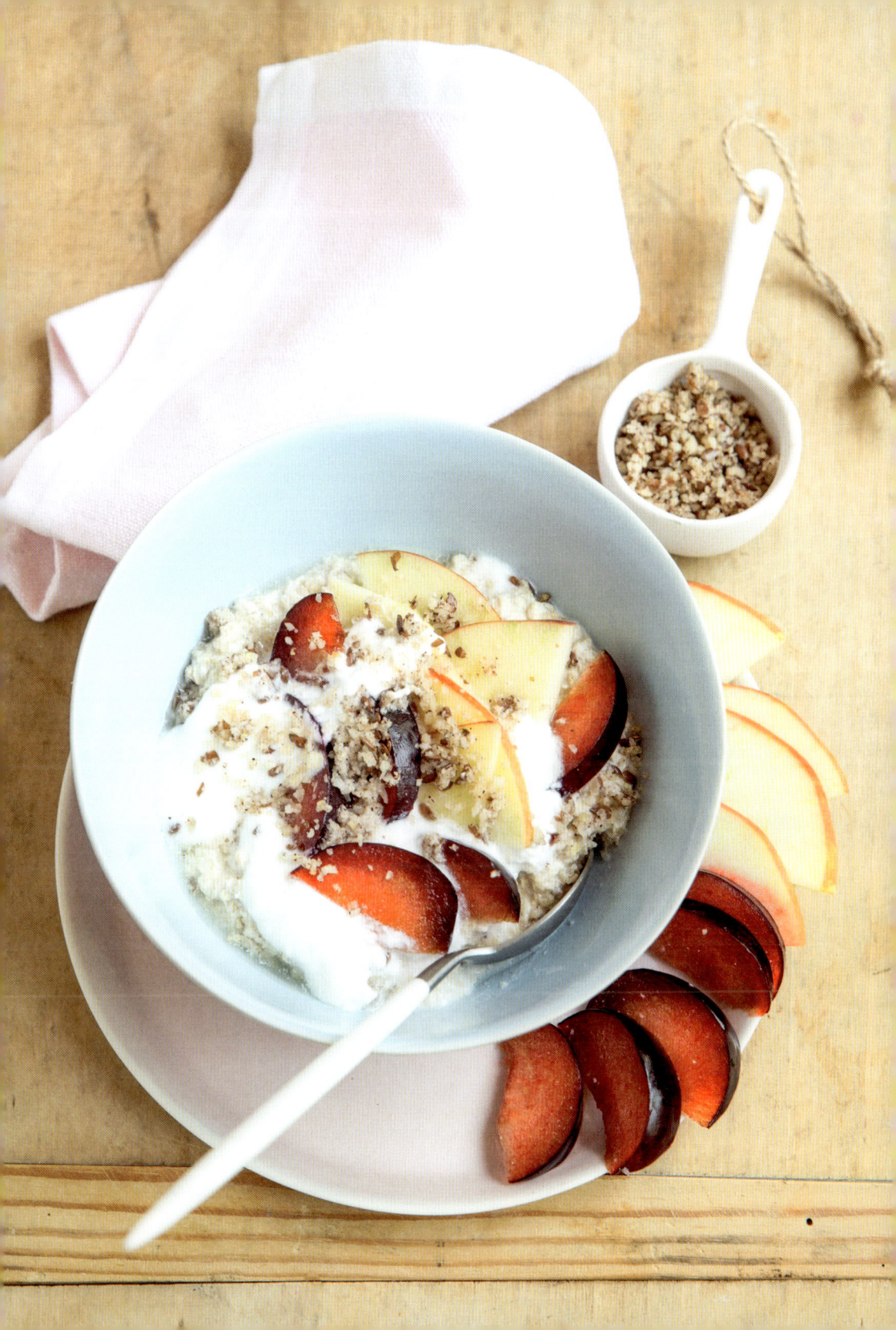

CRUNCHY-MÜSLI MIT BIRNE UND WALNÜSSEN

FÜR 2 PERSONEN

2 EL Walnusskerne
5 EL kernige Haferflocken
2 EL Zucker
1 große reife Birne (ca. 200 g)
¼ TL Zimtpulver
125 ml Milch
½ EL Kokosraspeln

Zubereitungszeit:
ca. 15 Minuten
Pro Portion: 314 kcal,
7 g EW, 11 g F, 48 g KH,
5 g BST

ZUBEREITUNG

1 Die Nüsse grob hacken, mit Haferflocken und Zucker in eine beschichtete Pfanne geben und unter ständigem Rühren bei großer Hitze karamellisieren. Abkühlen lassen.

2 Birne putzen, waschen, halbieren, entkernen und grob raspeln. Unter den noch warmen Haferflockenmix geben und mit Zimt würzen. Mit Milch servieren und mit Kokos bestreuen.

TIPP

Das Liebhabermüsli für alle, die es morgens gern laut und knusprig mögen. Die Nüsse und Haferflocken sind mit etwas Zucker im Handumdrehen fein karamellisiert und behalten dabei alle ihre gesundmachenden Inhaltsstoffe. Für ein Extra-Gesundheitsplus tauschen Sie die Milch einfach durch selbst gemachten Naturjoghurt aus.

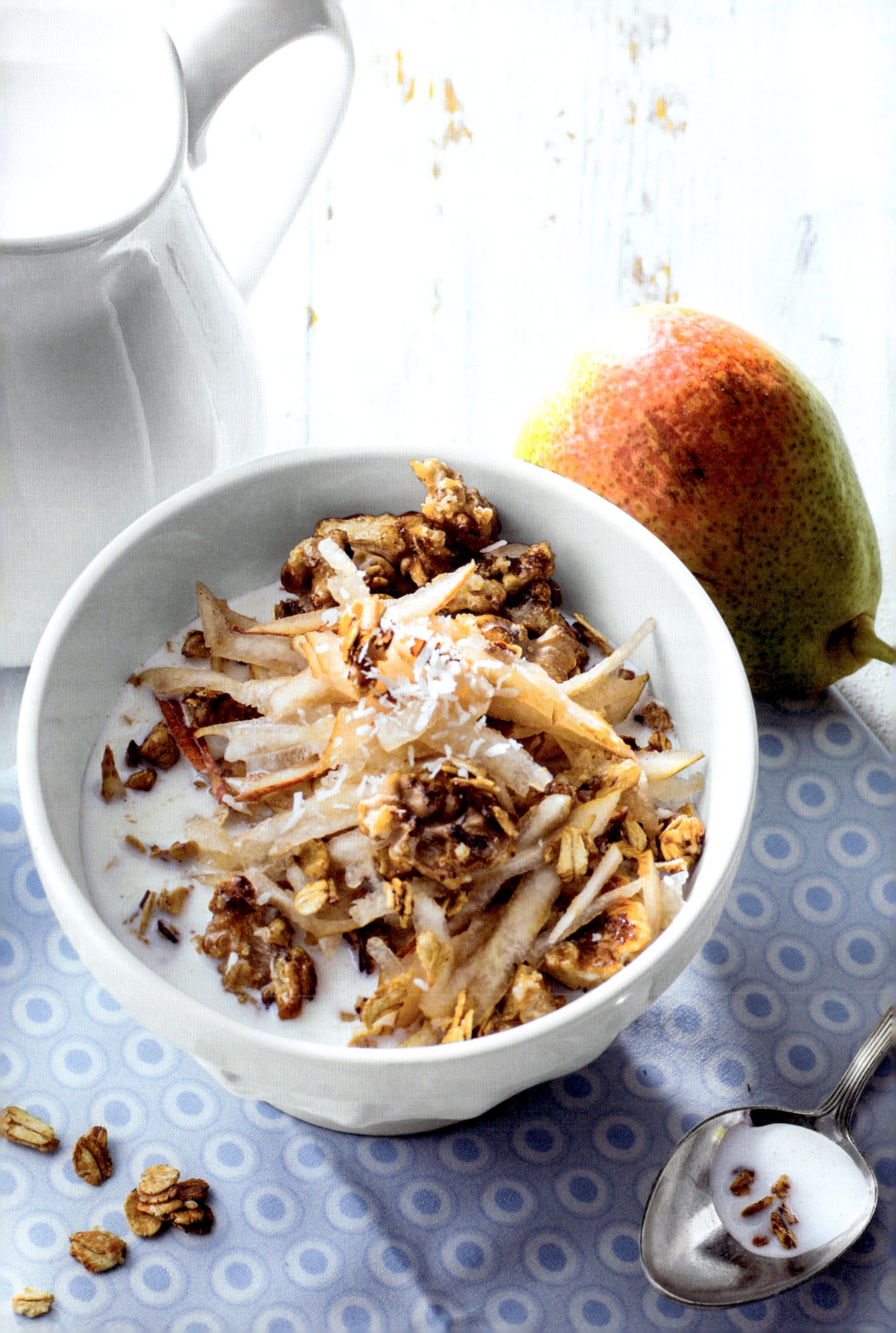

SPINATPLÄTZCHEN MIT HAFERFLOCKEN

FÜR 2 PERSONEN

200 g junger Spinat
1 Zwiebel
1 Knoblauchzehe
2 EL raffiniertes Olivenöl
125 g Magerquark
1 Ei
50 g zarte Haferflocken
½ Bio-Zitrone
Salz, Pfeffer aus der Mühle
150 g gemischte Salatblätter
    (z. B. Chicorée, Feldsalat,
    Radicchio)
80 g griech. Joghurt
    (10 % Fett)
5 EL Milch (3,5 % Fett)

Zubereitungszeit: 30 Minuten
Pro Portion: ca. 390 kcal,
20 g EW, 21 g F, 24 g KH,
6 g BST

ZUBEREITUNG

1 Den Spinat verlesen, waschen und trocken schütteln. Zwiebel und Knoblauch schälen, fein würfeln und in einem Topf in 1 EL Öl 2 bis 3 Minuten dünsten. Spinat dazugeben und mit geschlossenem Deckel etwa 3 Minuten zusammenfallen lassen. Die Spinatmischung in ein Sieb geben, mit einem Löffel gut ausdrücken, dann grob hacken.

2 Quark, Ei, Spinat und Haferflocken in eine Schüssel geben. Zitrone heiß waschen, abtrocknen, 1 TL Schale fein abreiben und 2 EL Saft auspressen. Zitronenschale zum Spinat geben. Alles mit Salz und Pfeffer würzen und mischen. Mit angefeuchteten Händen aus der Masse 4 flache Bratlinge formen. Die Bratlinge in einer beschichteten Pfanne im übrigen Öl bei mittlerer Hitze auf jeder Seite etwa 5 Minuten braten. Herausnehmen und auf Küchenpapier abtropfen lassen.

3 Inzwischen den Salat putzen, waschen, trocken schütteln und in mundgerechte Stücke zupfen. Den Joghurt mit dem Zitronensaft und der Milch glatt rühren, salzen und pfeffern. Den Salat mit dem Joghurtdressing mischen und mit den Spinatplätzchen auf Tellern anrichten.

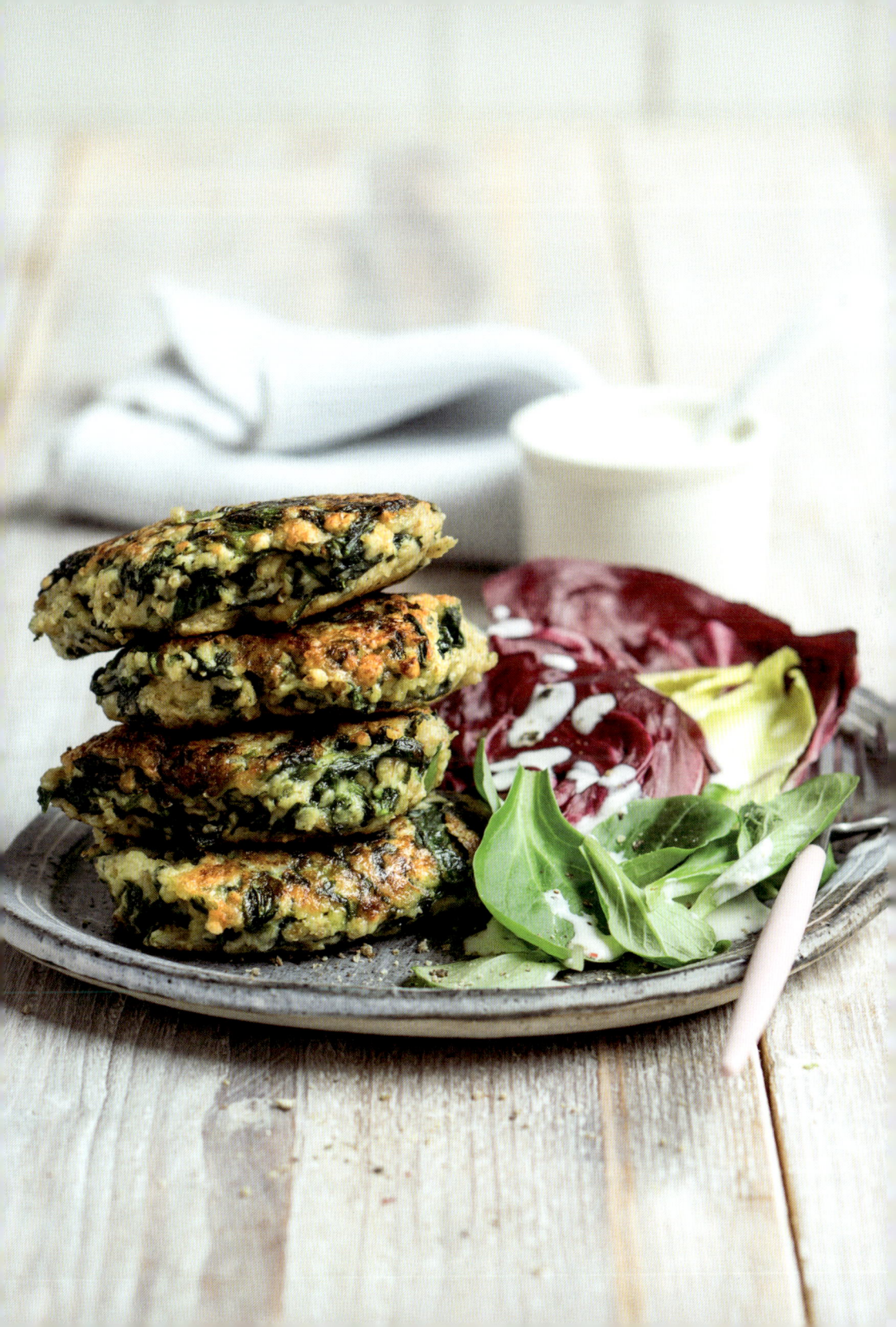

DINKELBROT
MIT HAFERFLOCKEN

FÜR 1 BROT (20 SCHEIBEN)

300 g Dinkelmehl
  (Type 1050)
200 g zarte Vollkorn-
  haferflocken
50 g Haferkleie
1 Päckchen Trockenhefe
  (7 g; siehe Tipp)
1 TL Salz
¼ l Buttermilch (1,5 % Fett)
Öl für die Form

Zubereitungszeit: 20 Minuten
Gehen: 1 Stunde 30 Minuten
Backen: 40 Minuten
Pro Scheibe: 110 kcal,
4 g EW, 2 g F, 18 g KH,
2 g BST

ZUBEREITUNG

1 Das Dinkelmehl mit Haferflocken, Haferkleie, Hefe und Salz in einer Rührschüssel mischen. Buttermilch und 5 EL warmes Wasser dazugeben und alles mit den Knethaken des Handrührgeräts zu einem geschmeidigen Teig verkneten. Zugedeckt an einem warmen Ort etwa 1 Stunde gehen lassen.

2 Eine Kastenform (ca. 25 cm Länge) mit Öl einfetten. Den Teig in die Form füllen und zugedeckt noch etwa 30 Minuten gehen lassen. Inzwischen den Backofen auf 200 °C vorheizen.

3 Das Brot im Ofen auf der mittleren Schiene etwa 40 Minuten backen. Herausnehmen und etwas abkühlen lassen, dann aus der Form stürzen und auf einem Gitter vollständig abkühlen lassen.

TIPP

Trockenhefe ist für den Vorrat besser geeignet als frische Hefe. Sie verliert in der Packung bei trockener Lagerung nichts von ihrer Wirkung. Wenn Sie lieber mit frischer Hefe arbeiten, können Sie ½ Würfel frische Hefe (21 Gramm) nehmen. Das entspricht 1 Päckchen Trockenhefe (7 Gramm). Frische Hefe lässt sich übrigens gut einfrieren.

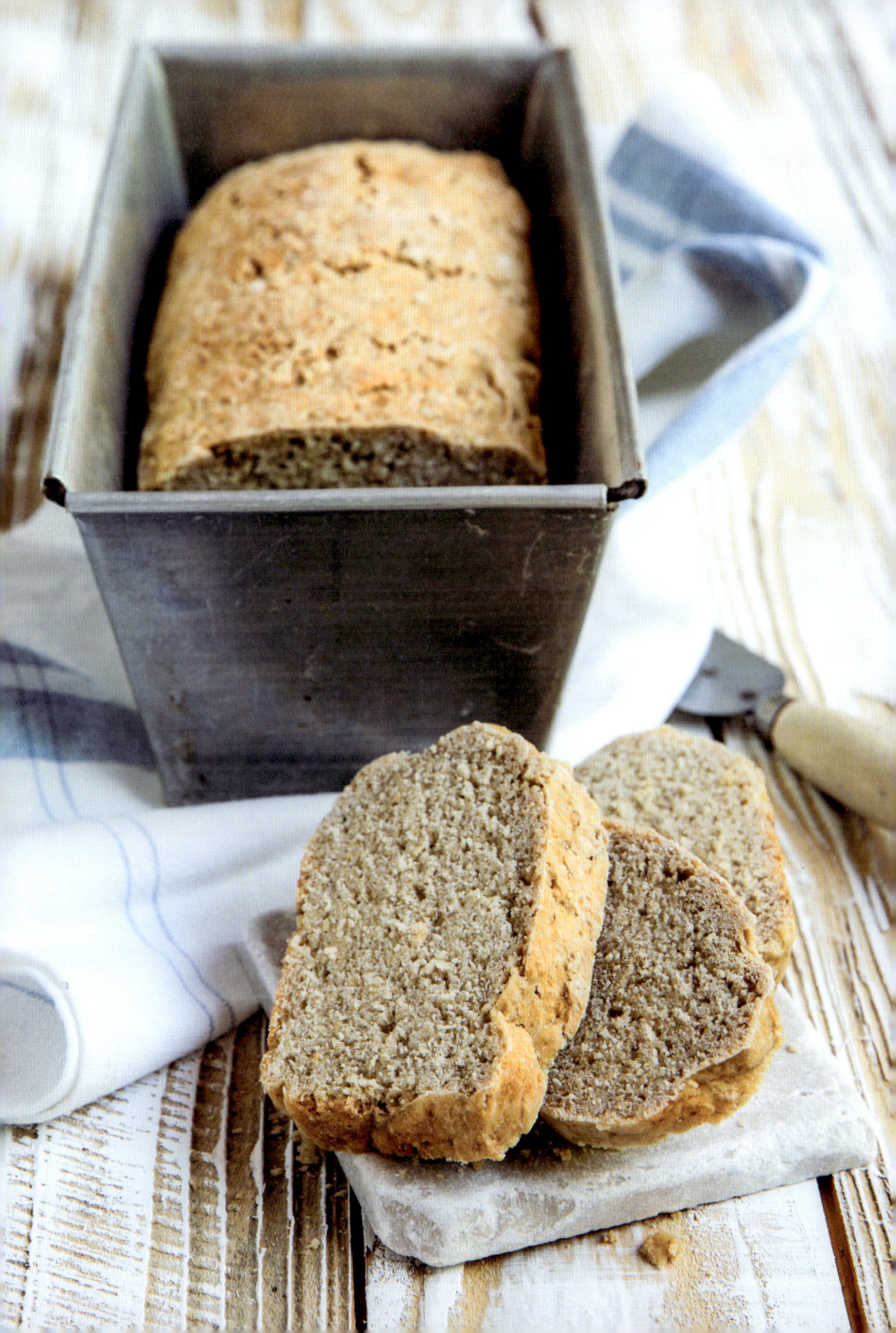

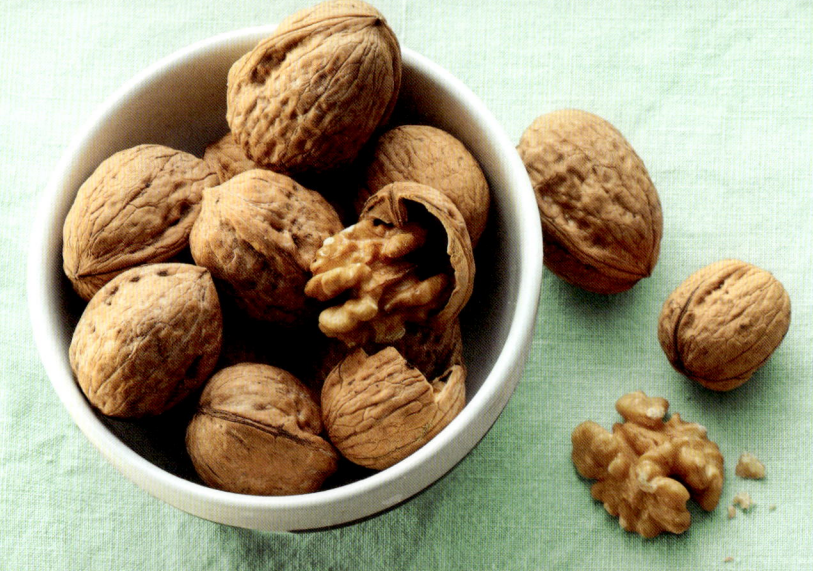

DIE KÖNIGIN DER NÜSSE

Schon vor über 9000 Jahren wurden Walnüsse verzehrt. Auch heute verleihen sie nahezu jedem Gericht ein echtes Gesundheitsplus. Auch wenn sie nicht gerade fettarm sind, profitieren Körper und Geist immens von den Energiebündeln.

STECKBRIEF

SAISON: Die knackigen Knabbereien sind insbesondere im Herbst frisch und aus Deutschland erhältlich. Ungeschälte Nüsse oder Lagerware ist das ganze Jahr verfügbar.
Hauptsaison: Oktober
Nebensaison: September und November

SORTEN IN DEUTSCHLAND: Aus der echten Walnuss (Juglans regia) ist eine Vielzahl an beliebten Sorten entstanden. Probieren Sie verschiedene aus und finden Sie Ihre Lieblingssorte!

LAGERUNG & ZUBEREITUNG: Für eine längere Lagerung sollten Sie ganze Nüsse kaufen und sie erst kurz vor der Zubereitung hacken oder mahlen, da sie sonst schnell ranzig werden. Walnüsse kühl, dunkel, trocken und in Säcken oder Netzen verpackt luftig lagern. Dann halten sie sich über Monate. Verfärbte, vertrocknete oder verschimmelte Nüsse sollten Sie in jedem Fall wegwerfen. Die dünne Haut auf den Walnüssen können Sie besser entfernen, wenn Sie sie kurz in kochendes Wasser legen.

SCHWARZE WALNÜSSE

FÜR 1 KLEINES GLAS
6 unreife grüne Walnüsse (mit Schale)
50 ml Madeira · (portugiesischer Likörwein)
etwas Vanillemark · 100 g Zucker
Zubereitungszeit: mehrere Monate
Pro Portion: 500 kcal, 15 g EW, 34 g F, 30 g KH, 4 g BST

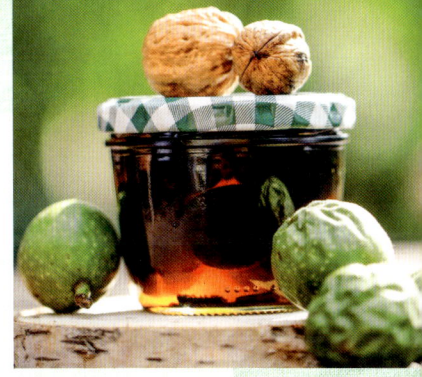

1 Die weiche Schale der Walnüsse mit einer stumpfen Nadel ringsherum einstechen und die Nüsse in 1 l frisches Wasser einlegen. Die Nüsse 10 bis 14 Tage darin ziehen lassen, dabei das Wasser täglich zweimal erneuern.

2 Die Nüsse in einem Sieb mit kochendem Wasser übergießen, abschrecken und abtropfen lassen. Das Einweckglas mit Deckel sterilisieren. Den Backofen auf 100 °C (Umluft) vorheizen. Die Walnüsse gründlich abtrocknen und in das Glas füllen. Madeira, Vanillemark und Zucker mit 50 ml Wasser aufkochen und die Walnüsse mit dem Sud bedecken.

3 Das Einweckglas verschließen, in eine hohe ofenfeste Form stellen und diese etwa 2 cm mit Wasser füllen. Die Form mit dem Einweckglas in den Ofen schieben und die schwarzen Nüsse im Wasserbad 30 Minuten einkochen. Herausnehmen, abkühlen lassen und an einem dunklen Ort mindestens 3 Monate ziehen lassen. Ungeöffnet halten sie sich bis zu 3 Jahre.

NÄHRSTOFFGEHALT: Walnüsse liefern B-Vitamine und Vitamin E sowie Kalium, Natrium, Magnesium, Phosphor sowie Antioxidantien. Das enthaltene Fett besteht größtenteils aus herzgesunden Omega-3-Fettsäuren, die wir nicht selbst produzieren können. Bei der Tagesportion von 25 Gramm überwiegt trotz des Fettgehalts die positive Wirkung auf Zellen, Herz-Kreislauf-System, Blutbahnen, Nervenzellen und Stoffwechsel.

HILFT BEI …

Hautleiden: Getrocknete Walnussblätter werden wegen ihres Gehalts an Gerbstoffen bei Juckreiz und leichten Ekzemen eingesetzt.
Durchfall: Sie gelten als Hausmittel bei Durchfallerkrankungen. Wichtig ist, getrocknete Blätter, am besten aus der Apotheke, zu verwenden. Frische Blätter enthalten den Stoff Juglon, der möglicherweise Hautkrebs begünstigen kann.

ROTE-BETE-APFEL-CARPACCIO MIT KÄSE UND WALNÜSSEN

FÜR 2 PERSONEN

200 g Harzer Käse
200 g junge Rote Bete
1 kleiner säuerlicher Apfel
  (z. B. Elstar)
1 kleine rote Zwiebel
4 EL Apfelsaft
4 EL Apfelessig
Salz, Pfeffer aus der Mühle
½ TL gemahlener Kümmel
2 EL Rapskernöl
½ Bund Schnittlauch
30 g Walnusskerne

Zubereitungszeit: 20 Minuten
Marinieren: 15 Minuten
Pro Portion: 440 kcal,
35 g EW, 22 g F, 22 g KH,
5 g BST

ZUBEREITUNG

1 Den Harzer Käse in dünne runde Scheiben schneiden. Die Rote Bete putzen, schälen und auf der Gemüsereibe dünn hobeln oder mit dem Messer in dünne Scheiben schneiden (dabei Einweghandschuhe tragen, da die Knollen stark abfärben).

2 Harzer Käse und Rote-Bete-Scheiben auf Tellern überlappend auslegen. Den Apfel waschen, vierteln und entkernen. Die Viertel in kleine Würfel schneiden. Die Zwiebel schälen und in feine Würfel schneiden. Beides über das Carpaccio streuen.

3 Den Apfelsaft und den Essig mit 1 Prise Salz, Pfeffer, Kümmel und Öl gründlich verrühren. Den Schnittlauch waschen, trocken tupfen und in feine Röllchen schneiden, die Hälfte davon unter das Dressing rühren.

4 Das Carpaccio mit dem Dressing beträufeln und mindestens 15 Minuten ziehen lassen. Die Walnüsse hacken und in einer Pfanne ohne Fett bei mittlerer Hitze rösten, bis sie duften. Abkühlen lassen und mit dem restlichen Schnittlauch über das Carpaccio streuen. Dazu passt Roggenvollkornbrot.

TIPP

Drei auf einen Streich erhalten Sie mit diesem Super-Superfood-Gericht. Durch das feine Hobeln der Roten Bete bleiben alle wertvollen Inhaltsstoffe erhalten, zudem geht Ihnen der gesamte Kochvorgang schneller von der Hand. Die Äpfel sorgen für eine fruchtige Säure, während die Walnusskerne voller herzgesunder Omega-3-Fettsäuren herrlich im Mund knacken.

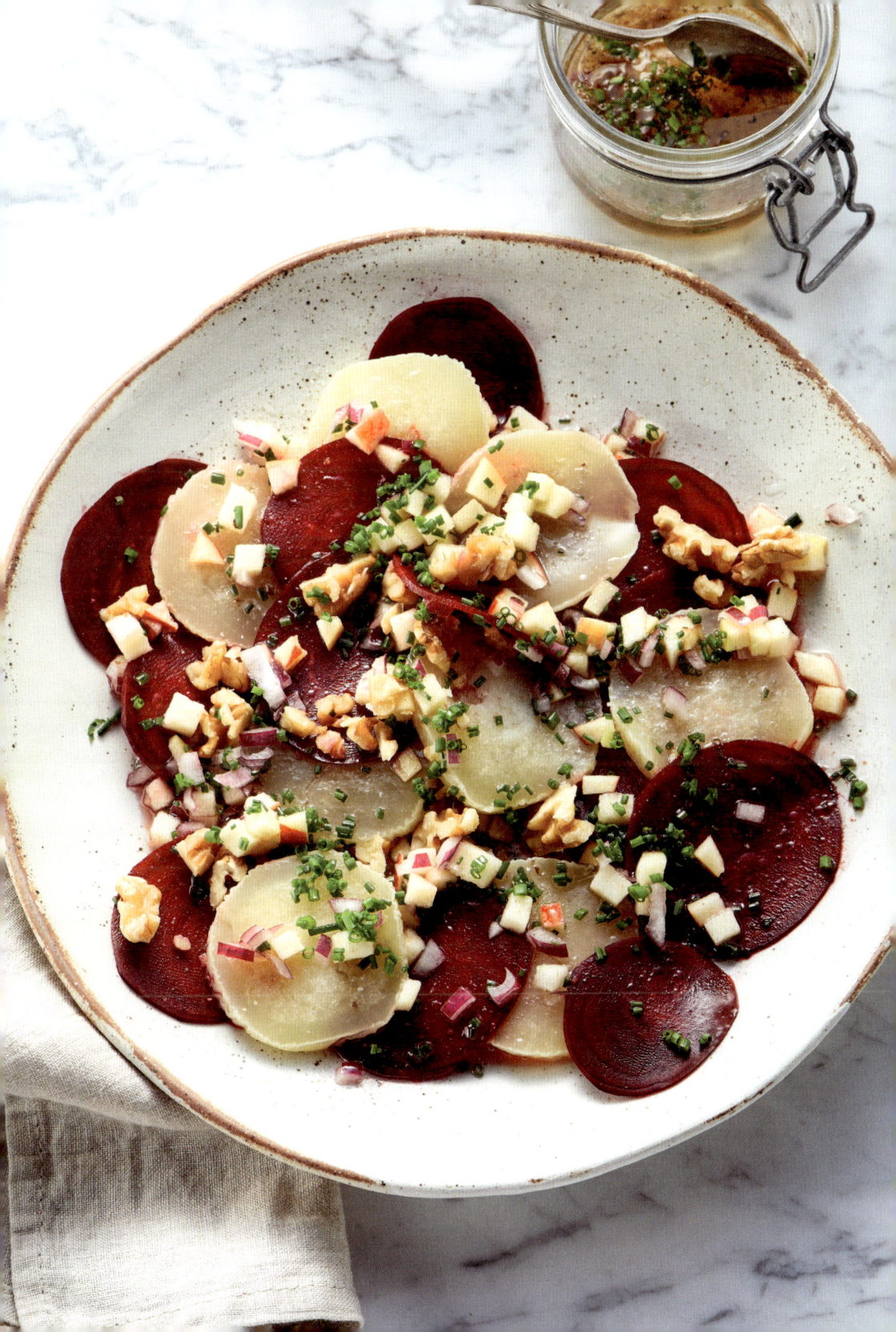

GULASCH MIT WALNUSS-KNÖDELN UND STEINPILZEN

FÜR 4 PERSONEN

Für das Gulasch:
2 Zwiebeln
2 Knoblauchzehen
1 Zweig Rosmarin
4 Zweige Thymian
1 kg Rinderschmorbraten
2 EL Kokosöl
½ l Rotwein
je 40 g grüne und schwarze
    Oliven (ohne Stein)
50 g Korinthen
1 EL grob zerstoßener Pfeffer
Salz
3 EL Johannisbeersirup
1 EL Tomatenmark
1 TL scharfer Senf
200 g Sahne

Für die Walnussknödel:
ca. 700 g mehligkochende
    Kartoffeln
Salz
50 g gehackte Walnusskerne
70 g Hartweizengrieß
110 g Kartoffelstärke
2 EL gehackte Petersilie

Zubereitungszeit:
2 Stunden 15 Minuten
Pro Portion: 1035 kcal,
61 g EW, 44 g F, 78 g KH,
6 g BST

ZUBEREITUNG

1 Für das Gulasch Zwiebeln und Knoblauch schälen und separat in kleine Würfel schneiden. Die Kräuter waschen und trocken schütteln. Das Fleisch trocken tupfen und in etwa 3 x 3 cm große Würfel schneiden.

2 Das Kokosöl in einem Schmortopf erhitzen und das Fleisch darin portionsweise anbraten. Die Zwiebeln dazugeben, kurz mitbraten und mit dem Rotwein ablöschen. Knoblauch, Oliven, Korinthen, Pfeffer, Rosmarin, Thymian und 1 TL Salz hinzufügen. Alles bei mittlerer Hitze etwa 2 Stunden schmoren lassen. Dabei immer wieder etwas Wasser dazugeben, bis eine sämige Konsistenz erreicht ist. Am Ende der Garzeit Johannisbeersirup, Tomatenmark, Senf und Sahne unterrühren und das Gulasch mit Salz abschmecken.

3 Für die Walnussknödel die Kartoffeln mit der Schale gründlich waschen und in Salzwasser weich garen. Die Kartoffeln abgießen, ausdampfen lassen, möglichst heiß pellen und sofort mit den restlichen Zutaten und 1 TL Salz zu einem Teig verarbeiten. Den Teig mit angefeuchteten Händen zu 12 Knödeln formen und diese in reichlich Salzwasser portionsweise bei kleiner Hitze etwa 10 Minuten garen.

4 Das Gulasch mit den Knödeln anrichten und sofort servieren. Nach Belieben gebratene Steinpilze dazu reichen. Dafür 500 g Steinpilze putzen, in Scheiben schneiden und in Butter portionsweise anbraten. Mit Salz, Pfeffer und gehackter Petersilie würzen und zum Gulasch servieren.

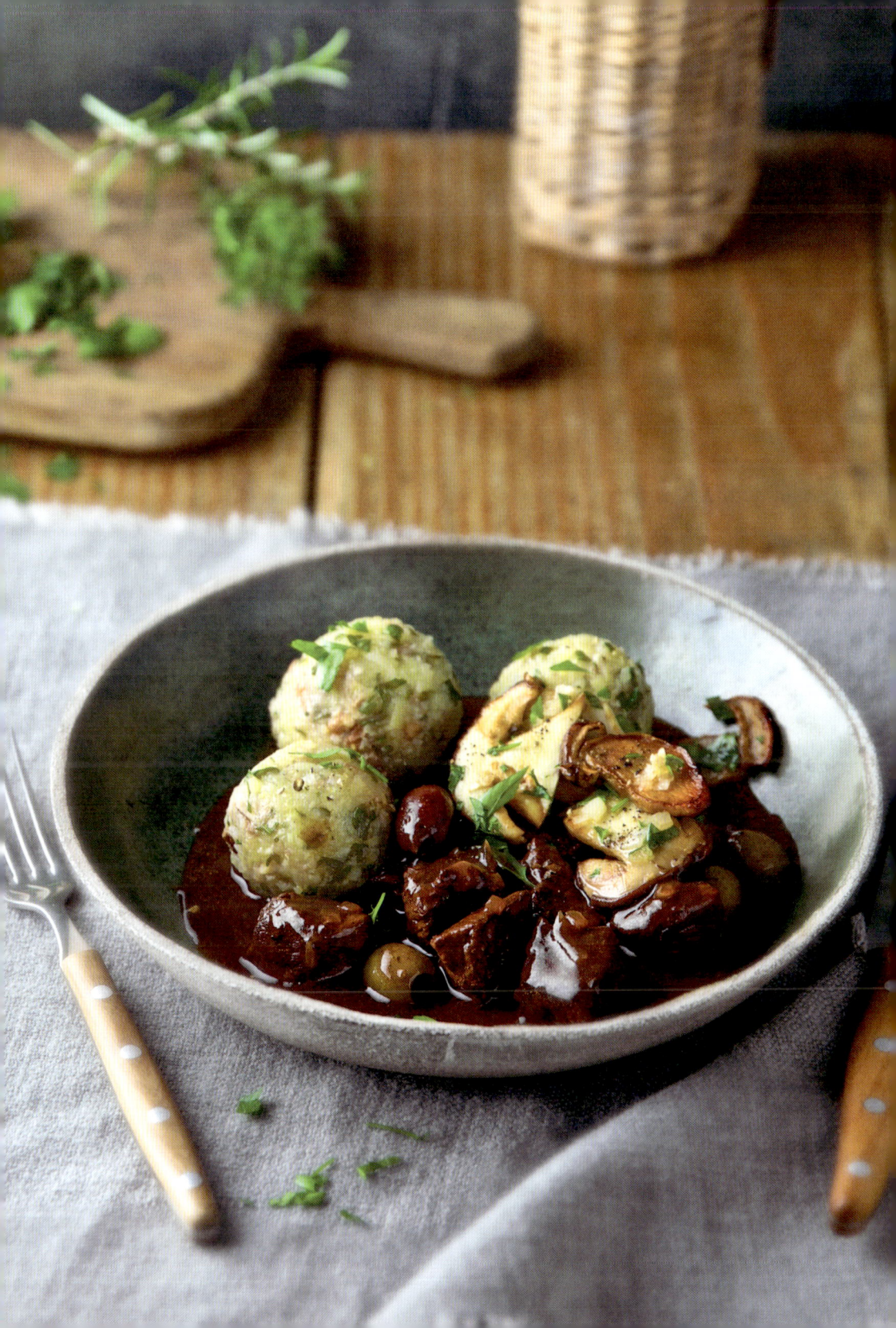

WALNUSS-ORANGEN-ECKEN MIT PUDERZUCKER

FÜR 4 PERSONEN

150 g Butter
250 g brauner Zucker
350 g Walnusskerne
1 Ei
100 g Vollkornmehl
25 ml Orangenlikör
150 g Walnussgrieß
1 Rolle Mürbeteig (aus dem
    Kühlregal)
4 EL Orangenmarmelade
Puderzucker zum Bestäuben

Zubereitungszeit:
ca. 15 Minuten
Backen: ca. 25 Minuten
Pro Portion: 1795 kcal,
40 g EW, 116 g F, 137 g KH,
18 g BST

ZUBEREITUNG

1 Butter und Zucker mit den Quirlen des Handrührgeräts oder in der Küchenmaschine verrühren, bis sich der Zucker vollständig aufgelöst hat. Die Walnüsse grob zerkleinern und mit Ei, Mehl, Likör und Grieß unter die Butter rühren.

2 Den Backofen auf 180 °C vorheizen. Ein Backblech mit Backpapier auslegen. Den Mürbeteig ausrollen, in der Größe des Backblechs zurechtschneiden und darauflegen. Den Teig mit Marmelade bestreichen und die Nussmasse gleichmäßig darauf verteilen. Im vorgeheizten Backofen etwa 25 Minuten backen.

3 Den Kuchen etwas abkühlen lassen und in gleichmäßig große Ecken schneiden. Mit Puderzucker bestäuben.

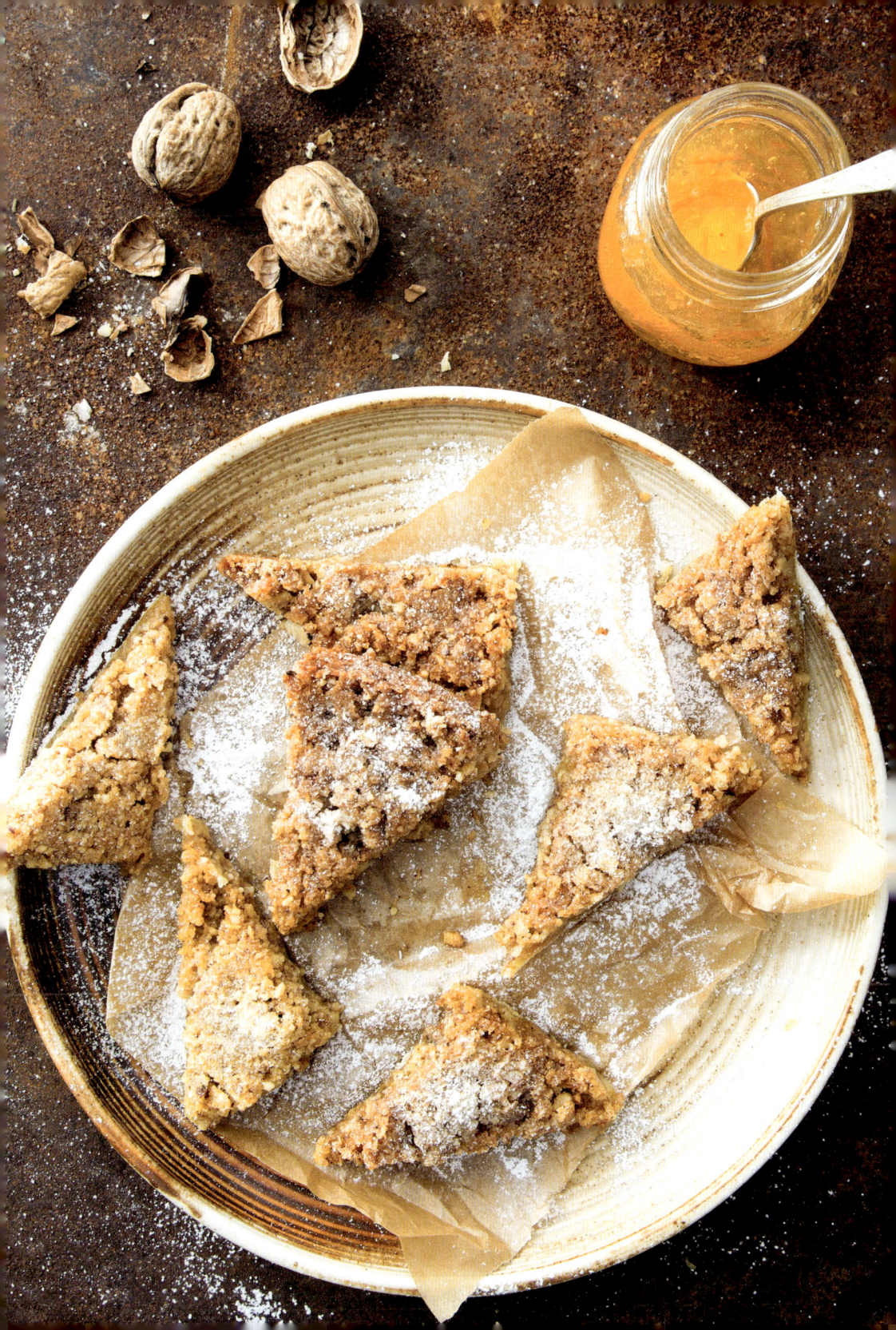

VOLLKORNBROT
MIT WALNÜSSEN

**FÜR 1 KASTENFORM
(CA. 30 CM LANG)**

1 Würfel Hefe (42 g)
Salz
1 EL Zucker
250 g Walnusskerne
600 g Vollkornmehl

Zubereitungszeit:
etwa 30 Minuten
Backen: 45 Minuten
Gehen: 2 Stunden
**Pro Scheibe (bei etwa
25 Scheiben):** 144 kcal,
5 g EW, 7 g F, 16 g KH,
3 g BST

ZUBEREITUNG

1 Hefe zerbröseln, mit 1 EL Salz und Zucker in
½ l lauwarmem Wasser verrühren und 15 Minuten
gehen lassen. Walnüsse in einer großen Pfanne
ohne Fett rösten. 50 Gramm davon zurückbehal-
ten, die übrigen sehr fein hacken, mit Mehl unter
den Hefeteig-Ansatz rühren und gut verkneten.
Etwa 2 Stunden an einem warmen Ort gehen
lassen.

2 Zurückgelegte Walnüsse unterkneten und den
Teig in eine gefettete, große Kastenform geben.
Weitere 30 Minuten gehen lassen. Backofen auf
200 °C vorheizen und eine Schale mit Wasser
hineinstellen. Das Brot in der Kastenform etwa
45 Minuten backen. Abkühlen lassen und vorsichtig
aus der Form lösen.

TIPP

Wenn Sie Ihr Brot selbst backen, tun Sie Ihrem
Körper viel Gutes: Mit diesem Rezept stellen Sie
reines Vollkornbrot selbst her und haben den
Zucker- und Salzgehalt im Blick. Es steckt Arbeit
und viel Liebe drin – und Sie werden mit dem
unübertrefflichen Geruch und Geschmack von
Ihrem Brot belohnt.

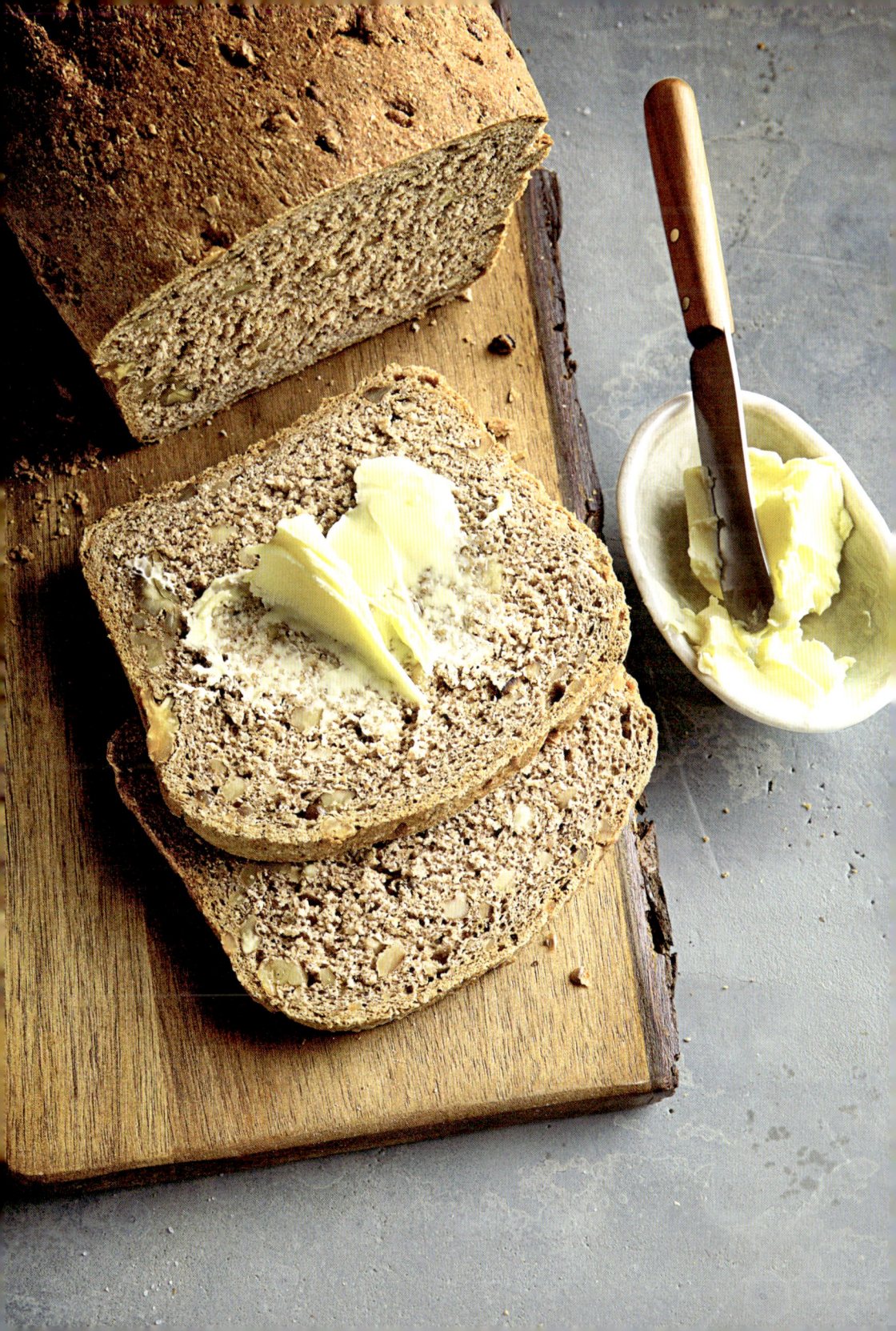

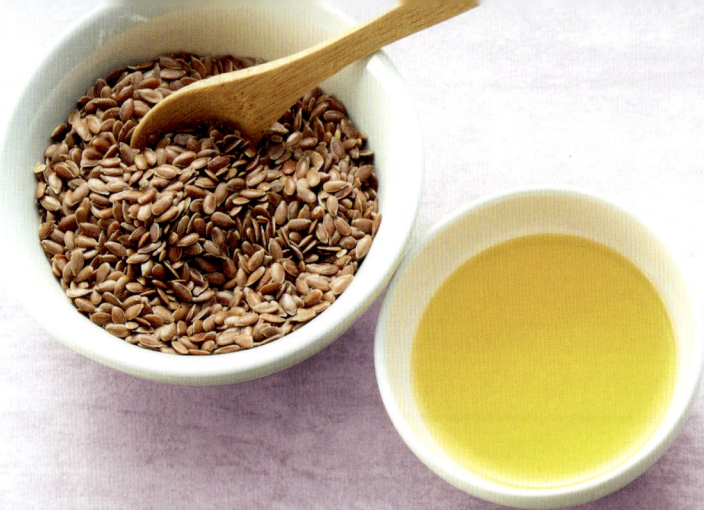

MINISAMEN VOLLER KRAFT

Als regionales Superfood haben Leinsamen die exotischen Chiasamen längst abgelöst. Unsere hiesigen Kraftpakete stehen den Gesundheitsvorteilen der Chiasamen in nichts nach. Zudem sind sie auch viel günstiger. Schon die alten Griechen wussten ihre Wirkung zu schätzen. Ob als Samen oder Öl – dieses Superfood hat es in sich!

STECKBRIEF

SAISON: Leinsamen sind ganzjährig erhältlich.

SORTEN IN DEUTSCHLAND: Es gibt neben den braunen Leinsamen auch Goldleinsamen im Handel. Hierbei unterscheidet sich die Fettsäurenzusammensetzung: Die hellen Körnchen enthalten mehr Omega-6- und weniger Omega-3-Fettsäuren als die dunkle Variante. Außerdem haben sie ein höheres Quellvermögen.

LAGERUNG & ZUBEREITUNG: Leinsamen können Sie im Ganzen, aber auch geschrotet und gemahlen kaufen. In diesem Zustand sind sie besonders gesund. Verarbeitete Leinsamen sind nur wenige Tage haltbar und gehören deshalb in den Kühlschrank. Auch das empfindliche Leinöl sollte schnell aufgebraucht und dunkel sowie kühl gelagert werden. Leinsamen sind für Backwaren und Müslis, aber auch für Salate und Smoothies bestens geeignet.

LEINSAMEN-TOMATEN-AUFSTRICH

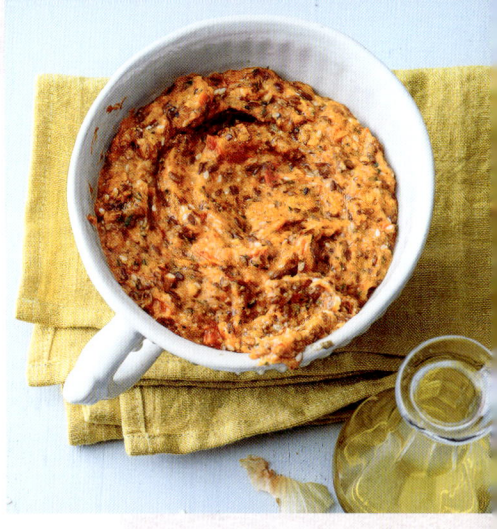

FÜR 10 PORTIONEN
4 Tomaten · 1 kleine Zwiebel
1 EL Olivenöl · 16 Blätter Liebstöckel
5 EL geschroteter Leinsamen · 2 EL Sesamsamen
(geschrotet und geröstet) · 1 EL Zitronensaft
Salz, Pfeffer aus der Mühle
Zubereitungszeit: etwa 20 Minuten
Pro Portion: 45 kcal, 2 g EW, 4 g F, 1 g KH, 2 g BST

1 Tomaten waschen, halbieren, entkernen, dabei den
Stielansatz entfernen und die Tomaten klein schneiden.
Zwiebel schälen, fein hacken und in heißem Olivenöl glasig
dünsten. Tomaten zugeben und bei mittlerer Hitze dünsten.
Den Liebstöckel waschen, trocken schütteln und hacken.

2 Leinsamen und Sesam mit Zitronensaft, Liebstöckel
und der Zwiebel-Tomaten-Masse pürieren.
Mit Salz und Pfeffer abschmecken.

NÄHRSTOFFGEHALT: Leinsamen sind
reich an Vitaminen, Omega-3-Fettsäu-
ren und Ballaststoffen. Deshalb gelten
sie als ideale Schlankmacher: Sie
füllen den Magen und hemmen den
Appetit. Da die Minisamen ein hohes
Quellvermögen aufweisen, sollten Sie
dazu ausreichend trinken. Leinsamen
stärken unsere Abwehrkräfte und
sollen aufgrund ihrer Phytoöstrogene (siehe rechts) darüber hinaus vor
Krebs schützen.

HILFT BEI ...

Menstruationsbeschwerden: Die
in den Leinsamen enthaltenen
Phytoöstrogene wirken aufgrund
ihrer hormonähnlichen Wirkung
bei Monatsbeschwerden. Hierfür
müssen Sie sie möglichst regelmäßig in Ihren Speiseplan einbauen.
Wechseljahrsbeschwerden: Auch
hier gilt: Die Phytoöstrogene in
den Powerkörnchen verringern
Hitzewallungen, wenn Sie sie so
oft wie möglich verzehren.
Verdauungsbeschwerden: Ge-
schrotete Leinsamen quellen im
Magen-Darm-Trakt stark auf und
können so bei Verstopfung helfen.

LEINSAMEN-KOKOS-MÜSLI
MIT GRANATAPFEL

FÜR 2 PERSONEN

½ l ungesüßter Kokosdrink
80 g kernige Dinkelflocken
2 EL Cashew- oder
  Mandelmus
1 EL Sonnenblumenkerne
1 EL Leinsamen
1 EL geschälte Flohsamen-
  schalen
2 Clementinen
½ Granatapfel
¼ TL Zimtpulver
1 EL Kokos-Chips

Zubereitungszeit: 25 Minuten
Pro Portion: 470 kcal,
16 g EW, 16 g F, 59 g KH,
15 g BST

ZUBEREITUNG

1 In einem kleinen Topf den Kokosdrink mit Dinkelflocken und Cashew- oder Mandelmus aufkochen und bei milder Hitze unter Rühren etwa 15 Minuten garen. Falls der Brei zu fest wird, noch bis zu 50 ml Wasser unterrühren. Sonnenblumenkerne und Lein- und Flohsamen mischen, unterrühren und alles zugedeckt auf dem abgeschalteten Herd noch etwa 5 Minuten ziehen lassen.

2 Inzwischen die Clementinen schälen und in Spalten teilen. Die Kerne aus der Granatapfelhälfte lösen und von den weißen Häutchen befreien (Achtung, das spritzt!).

3 Zum Servieren das Müsli auf Schalen verteilen. Die Clementinen daraufsetzen und mit den Granatapfelkernen bestreuen. Mit etwas Zimt bestäuben und mit den Kokos-Chips bestreuen.

TIPP

Dinkelflocken, Sonnenblumenkerne, Leinsamen und Flohsamenschalen – damit haben Sie so viele Ballaststoff-Punkte gesammelt, dass Ihr Start in den Tag nicht besser sein könnte. Die Granatapfelkerne sind saftig, erfrischend und strotzen nur so vor Vitamin C, Kalium, Eisen und B-Vitaminen. Auch sekundäre Pflanzenstoffe sind in rauen Mengen enthalten. Die Mühe, an die Powerperlen zu kommen, lohnt sich also!

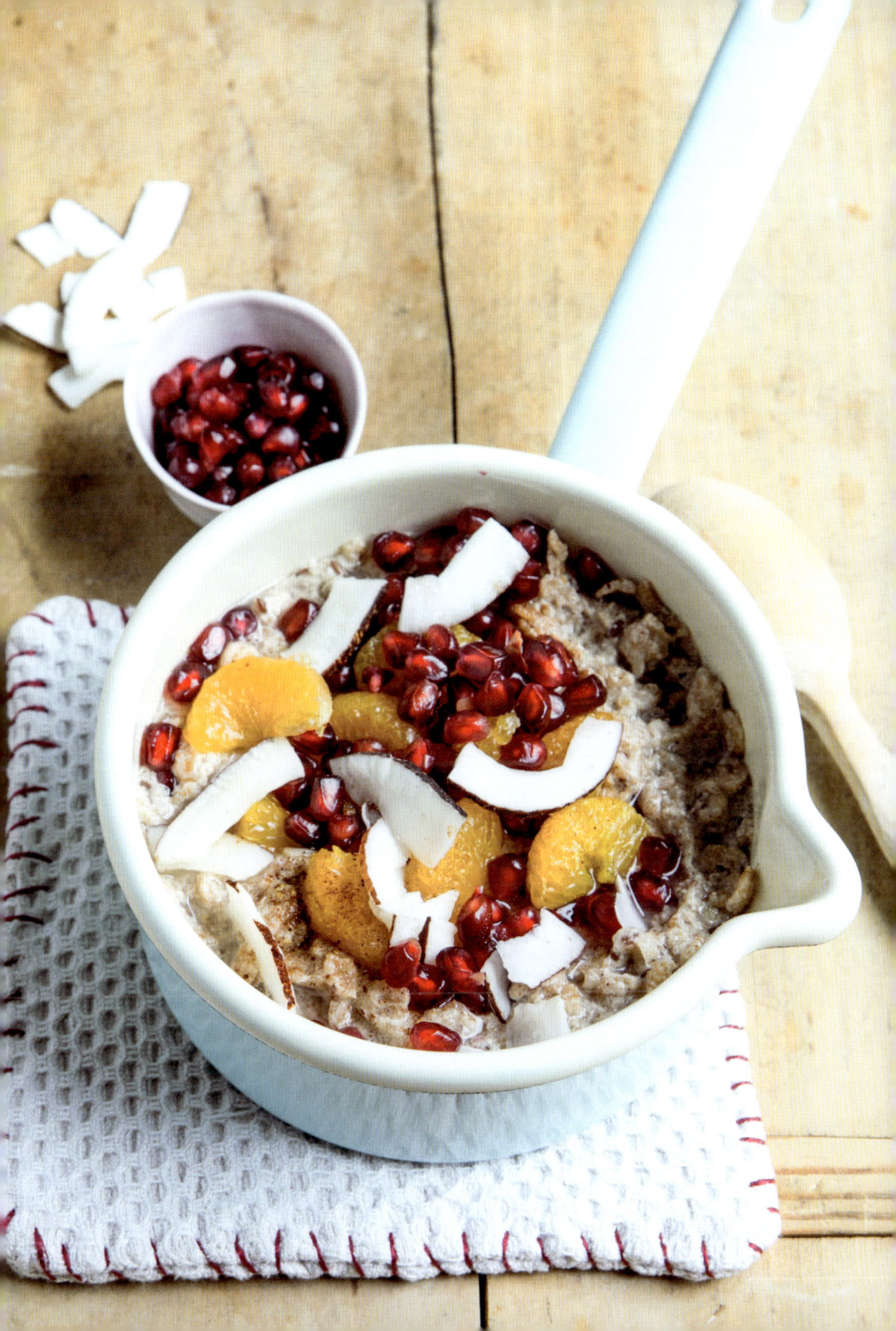

KARTOFFELAUFSTRICH MIT LEINÖL

**FÜR ETWA 400 G
(ETWA 15 PORTIONEN)**

300 g mehligkochende
  Kartoffeln
Salz
1 kleine Zwiebel
2 EL Leinöl
150 g Crème fraîche
1 Bund Petersilie
1 Bund Schnittlauch
Salz, Pfeffer aus der Mühle

Zubereitungszeit:
30 Minuten, ohne Abkühlzeit
Haltbarkeit: gut verschlossen
im Kühlschrank 3–4 Tage
Pro Portion: 56 kcal, 1 g EW,
4 g F, 3 g KH, 0 g BST

ZUBEREITUNG

1 Kartoffeln schälen und waschen. Große Kartoffeln halbieren oder vierteln. Die Kartoffeln knapp mit Wasser bedeckt zugedeckt zum Kochen bringen. 1 TL Salz hinzufügen. Die Kartoffeln in etwa 20 Minuten gar kochen. Kartoffeln abgießen, grob zerstampfen und erkalten lassen.

2 Zwiebel schälen, halbieren und fein würfeln. Leinöl mit Crème fraîche verrühren und mit den Zwiebelwürfeln unter die zerstampften Kartoffeln geben.

3 Petersilie und Schnittlauch waschen und trocken tupfen. Blättchen von den Petersilienstängeln zupfen und fein hacken. Schnittlauch in feine Röllchen schneiden. Kräuter unter den Kartoffelaufstrich rühren. Kartoffelaufstrich mit Salz und Pfeffer abschmecken.

4 Den Aufstrich in verschließbare, gründlich gereinigte Gläser füllen, mit Deckeln verschließen und in den Kühlschrank stellen.

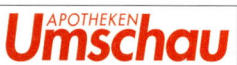

TIPP

Dieser ungewöhnliche Aufstrich ist ein kleines Nährstoffwunder. Die frischen Kräuter sollten Sie erst kurz vor dem Servieren schneiden, damit das wertvolle Vitamin C erhalten bleibt. Leinöl enthält übrigens mehr gesunde Omega-3-Fettsäuren als Fisch – daher sollten Sie das Öl so oft wie möglich in Ihre Smoothies, Müslis und über Salate träufeln.

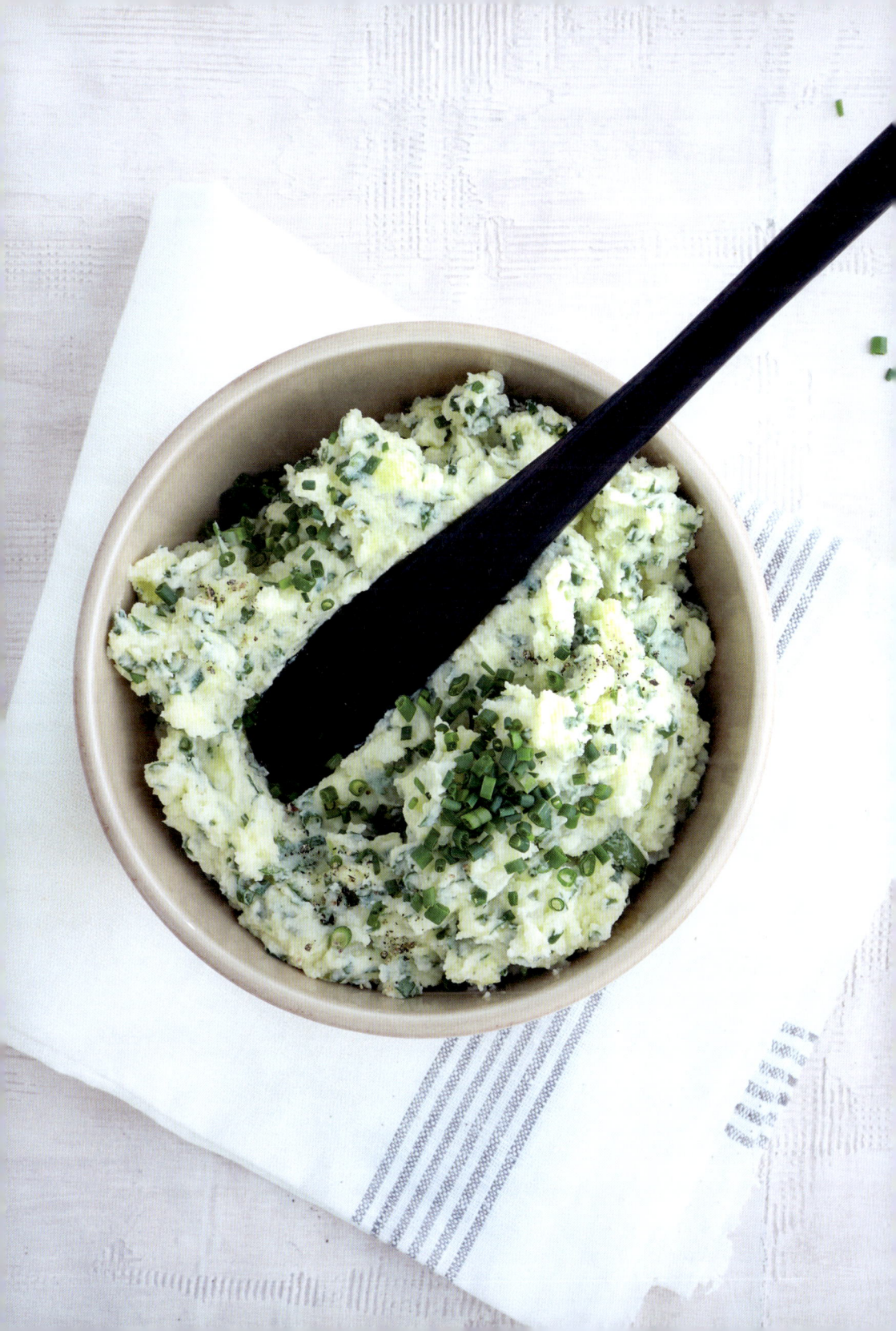

PFIRSICHKUCHEN MIT LEINSAMEN

ERGIBT 12 STÜCKE

Für eine runde Springform (26 cm Ø)

150 g Pfirsiche aus der Dose (ungezuckert)

4 Eier (Gr. L)

125 g Sahne

75 g trockener Speisequark (20 % Fett)

90 g Xylit

30 g Leinsamen

5 g Johannisbrotkernmehl

1 Päckchen Backpulver

80 g helles Mandelmehl (teilentölt)

Zubereitungszeit: 30 Minuten
Backen: 45 Minuten
Pro Stück: 133 kcal, 8 g EW, 8 g F, 4 g KH, 7 g Xylit

ZUBEREITUNG

1 Die Pfirsiche in kleine Stücke schneiden und in einem Sieb abtropfen lassen. Den Backofen auf 175 °C (Umluft) vorheizen und den Boden der Springform mit Backpapier belegen. Die Eier trennen und die Eiweiße zu steifem Schnee schlagen.

2 Die Eigelbe mit der Sahne, dem Quark und dem Xylit so lange verrühren, bis sich das Xylit aufgelöst hat. Die Leinsamen kurz unterrühren. Das Johannisbrotkernmehl und das Backpulver darübersieben und mit dem Mandelmehl unterrühren.

3 Die Pfirsichstückchen mit dem Eischnee vorsichtig unterheben, den Teig in die vorbereitete Springform geben und glatt streichen. Den Kuchen im Ofen auf der mittleren Schiene etwa 45 Minuten backen. Nach 15 Minuten den Kuchen mit Alufolie abdecken, damit er nicht zu dunkel wird.

4 Den Kuchen herausnehmen und in der Form abkühlen lassen. Den Springformrand lösen und den Kuchen auf ein Kuchengitter stürzen.

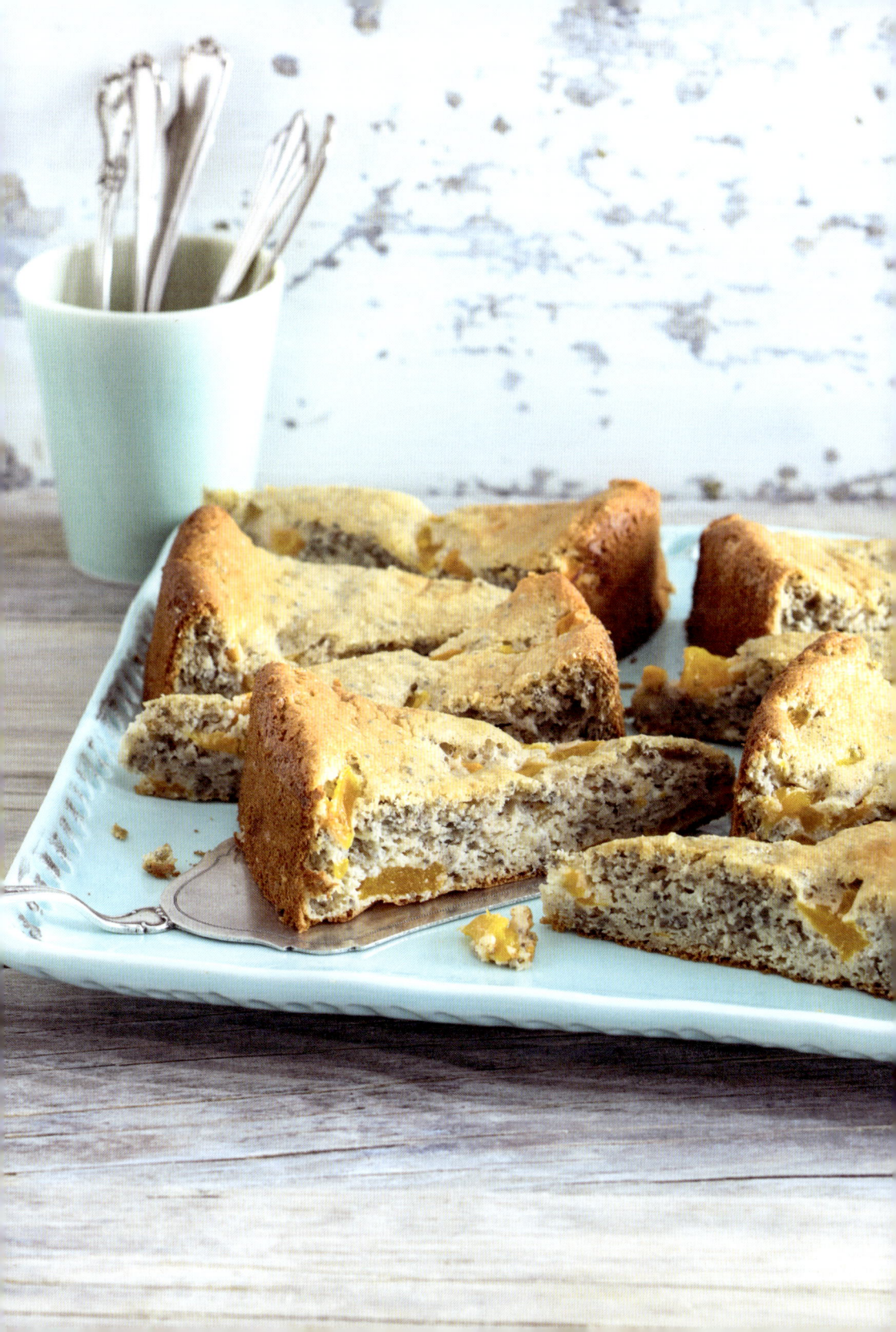

MANDEL-LEINSAMEN-BROT MIT QUARK

FÜR 1 BROT (20 SCHEIBEN)

100 g Mandeln
150 g Buchweizenvollkorn-
   mehl
150 g Leinsamenmehl
(aus dem Bioladen)
40 g geschälte Flohsamen-
   schalen
50 g Leinsamen
2 TL Brotgewürz
Salz
1 Pck. Weinsteinbackpulver
500 g Magerquark
Öl für die Form

Zubereitungszeit: 20 Minuten
Quellen: 30 Minuten
Backen: 1 Stunde
Pro Scheibe:
(1 Portion = 2 Scheiben)
120 kcal, 8 g EW, 6 g F,
7 g KH, 6 g BST

ZUBEREITUNG

1 Die Mandeln in einer Pfanne ohne Fett hell rösten. Herausnehmen und abkühlen lassen, dann hacken. Buchweizen- und Leinsamenmehl in einer Rührschüssel mit den Flohsamenschalen, 40 g Leinsamen, Brotgewürz, 1 TL Salz und Backpulver mischen. Quark, gehackte Mandeln und 150 ml Wasser dazugeben und alle Zutaten mit den Knethaken des Handrührgeräts glatt verkneten.

2 Eine Kastenform (ca. 25 cm Länge) mit Öl einfetten. Den Teig zu einem länglichen Laib formen. In die Form setzen, glatt streichen und bei Zimmertemperatur etwa 30 Minuten quellen lassen.

3 Inzwischen den Backofen auf 180 °C vorheizen. Den Teig mit lauwarmem Wasser bestreichen und mit dem übrigen Leinsamen bestreuen. Im Ofen auf der mittleren Schiene etwa 1 Stunde backen. Herausnehmen und auf einem Kuchengitter abkühlen lassen. Das Brot hält sich im Brotkasten oder Kühlschrank etwa 1 Woche.

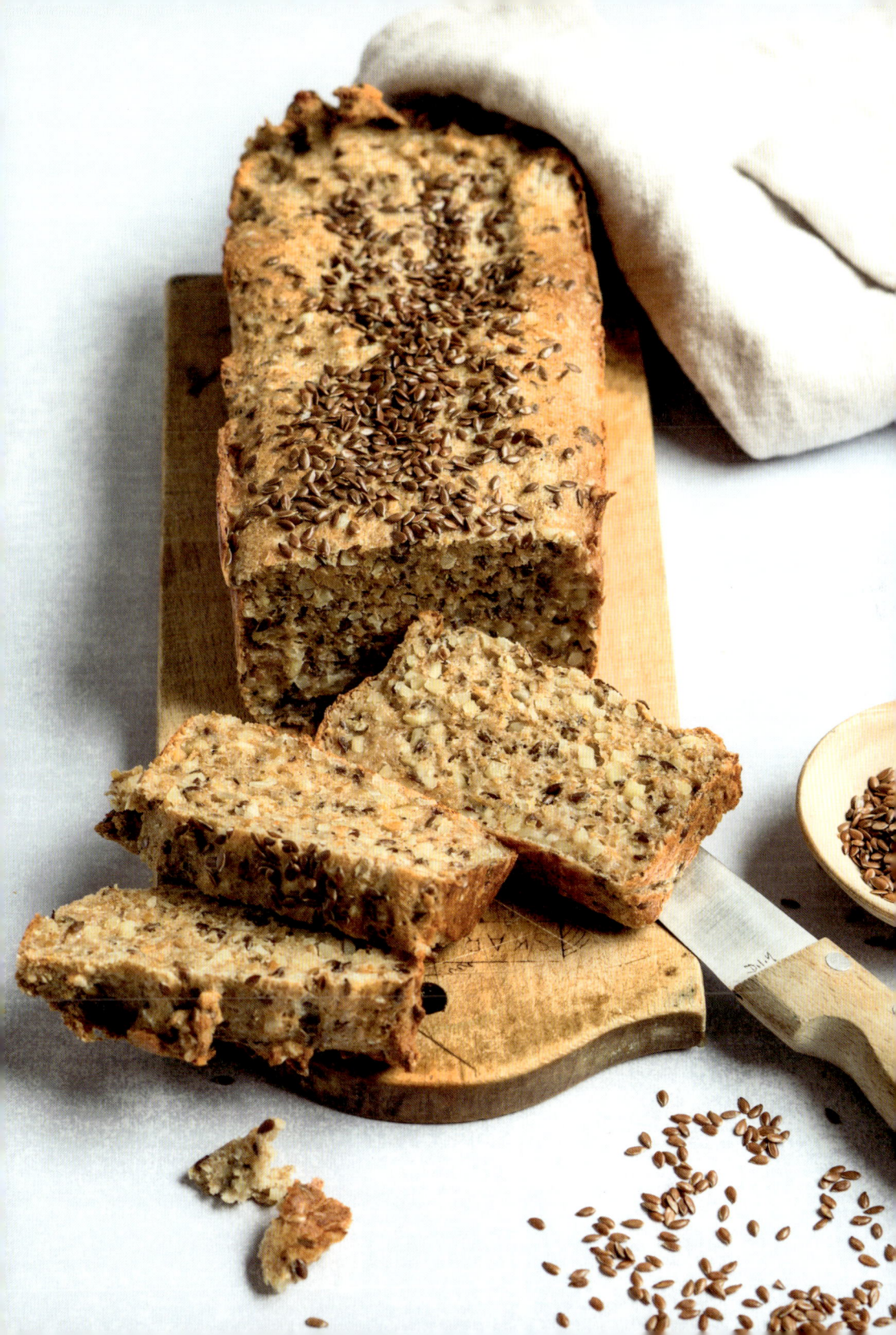

NÄHRSTOFFE ERHALTEN,
VOLL GENIESSEN

Damit Superfoods auch möglichst lange super bleiben, sollten Sie ein paar allgemeine Regeln bei ihrer Aufbewahrung und Verarbeitung beachten. Das gilt auch für alle anderen Lebensmittel, mit denen Sie kochen – so garantieren Sie, dass Nährstoffe erhalten bleiben.

FRISCH VERZEHREN

Genießen Sie verarbeitetes Obst wie klein geschnittene Apfelstücke, einen zubereiteten Smoothie oder frisch gepressten Orangensaft so bald wie möglich. Vitamine gehen anderenfalls schnell verloren.

SCHNELL VERARBEITEN

Lagern Sie Obst und Gemüse nicht zu lange im Kühlschrank, sondern zaubern Sie daraus so schnell wie möglich leckere Gerichte. Und: Geputztes Gemüse nicht zu lange im Waschwasser liegen lassen.

KRÄUTER ZUM SCHLUSS

Die frischen Küchenhelfer sollten Sie erst kurz vor der Verwendung hacken und, bis auf wenige Ausnahmen wie die robusten Lorbeerblätter oder Rosmarinzweige, erst vor dem Servieren über das Gericht streuen. Der volle Kräutergeschmack spricht Bände!

DÄMPFEN

Hierbei kommen die frischen Lebensmittel gar nicht erst mit Wasser in Kontakt. Das Gemüse wird allein durch den Wasserdampf gar. Die Anschaffung eines Topfes mit passendem Dämpfeinsatz ist eine lohnende Investition in Sachen Gesundheit.

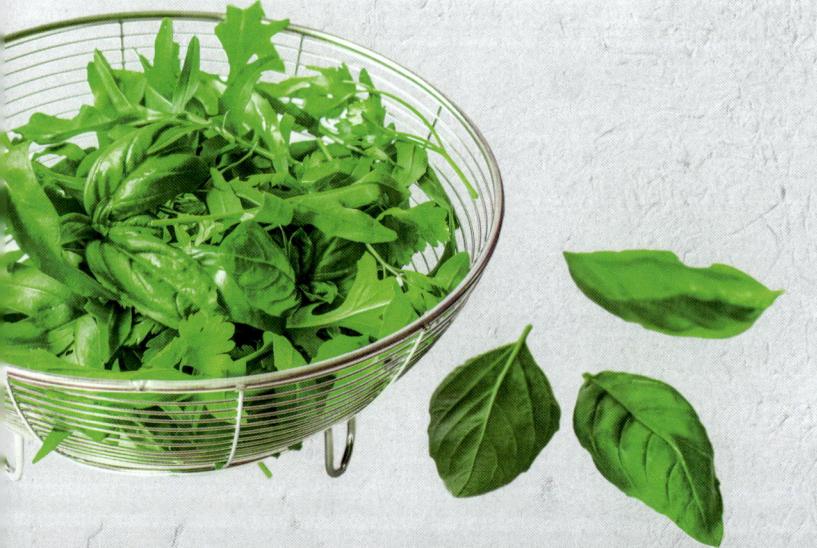

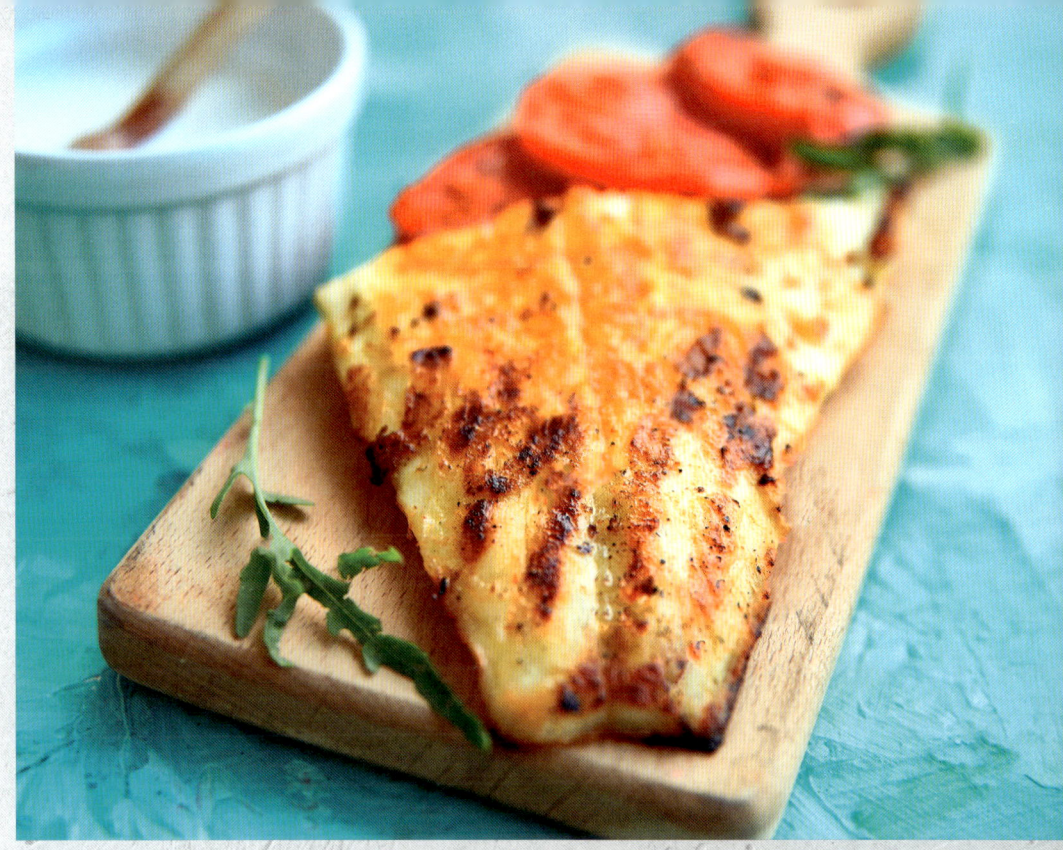

BLANCHIEREN

Auch beim Blanchieren wird schonend zubereitet: Hierfür tauchen Sie das geschnittene Gemüse oder Obst für wenige Minuten in kochendes Salzwasser und heben es direkt danach in Eiswasser. So bleiben Frische und Farbe des Nahrungsmittels erhalten. Besonders für Gemüsesorten mit kurzer Garzeit empfiehlt sich diese Technik.

DÜNSTEN

Beim Dünsten wird Gemüse in ganz geringen Mengen Wasser oder Fett gegart. Die Hitze wird hierbei relativ gering, bei etwa 100 °C gehalten. Der Vitamingehalt dankt es Ihnen.

GRILLEN STATT BRATEN

Fleisch und Fisch gelingen besonders gut und nährstofferhaltend, wenn Sie die Filets grillen statt sie scharf anzubraten. Vorher tupfen Sie sie nur kurz trocken und reinigen Sie sie nicht unter fließendem Wasser.

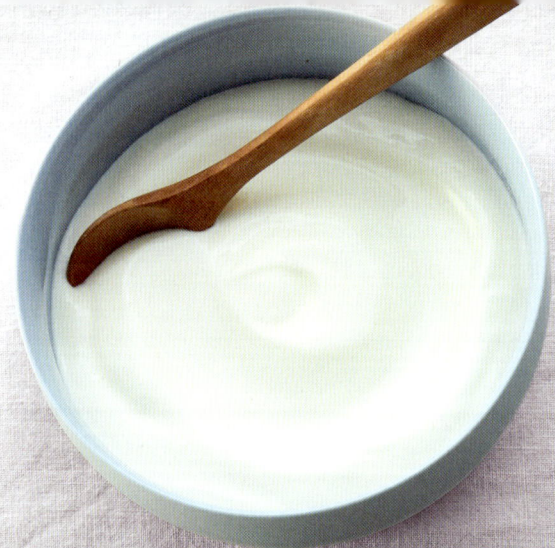

KOLOSSAL CREMIG

Ein Lobgesang auf den Naturjoghurt! Er ist der Star unter den Milchprodukten. Verzichten Sie auf Joghurt mit künstlichen Aromen und hohem Zuckergehalt. Greifen Sie lieber auf die natürliche Form zurück und süßen Sie mit verschiedenen Obstsorten.

STECKBRIEF

SAISON: Ganzjährig im Supermarkt erhältlich.

SORTEN IN DEUTSCHLAND: Naturjoghurt gibt es in Deutschland in unzähligen Marken und verschiedenen Fettgehaltsstufen zu kaufen. Auch Kefir, Buttermilch und Skyr sind eine Entdeckungsreise wert. Finden Sie „Ihre" Lieblingszubereitung!

LAGERUNG & ZUBEREITUNG: Gekaufter Naturjoghurt sollte kühl gelagert und schnell verbraucht werden. Sie

möchten Joghurt selbst herstellen, haben aber keinen Joghurtbereiter? Sie benötigen einen halben Liter Milch nach Wahl und 2 EL gekauften Naturjoghurt für die erste Herstellung. Die Milch auf 90 °C erhitzen, etwa fünf Minuten köcheln lassen und auf etwa 45 °C abkühlen lassen. Naturjoghurt in die Mitte geben und nicht verrühren. Dann den Topf vorsichtig für 12 Stunden in den 45 °C warmen Backofen geben. Den fertigen Joghurt in ein sterilisiertes Glas füllen und kühl stellen. Er hält sich etwa eine Woche lang.

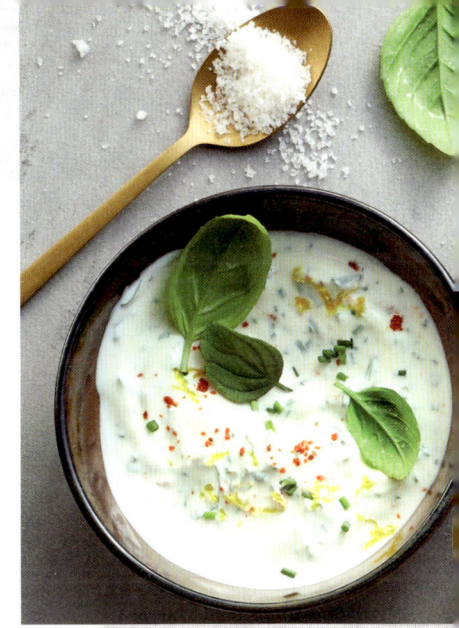

JOGHURTDIP MIT BASILIKUM

FÜR 2–4 PERSONEN
½ Bund Basilikum
100 g griechischer Joghurt (10 % Fett)
100 g Speisequark · Salz, Pfeffer aus der Mühle
Chiliflocken · ½ TL abgeriebene Bio-Zitronenschale
1 EL Olivenöl
Zubereitungszeit: 10 Minuten
Pro Portion: 170 kcal, 8 g EW, 13 g F, 4 g KH, 1 g BST

1 Das Basilikum waschen, trocken schütteln und die Blätter in feine Streifen schneiden. Joghurt mit dem Quark verrühren und das Basilikum hinzufügen.

2 Den Dip mit Salz, Pfeffer, Chiliflocken und der Zitronenschale würzen und in ein Schälchen füllen. Etwas Olivenöl darüberträufeln und nach Belieben mit Zitronenschale, Chiliflocken und Basilikum garnieren. Mit Fladenbrot oder Baguette servieren.

NÄHRSTOFFGEHALT: Naturjoghurt enthält viel Protein und darüber hinaus Kalzium, Kalium und Vitamin A. Er weist eine probiotische Wirkung auf, das heißt, die Milchsäurebakterien stärken das Darm-Mikrobiom und sorgen so dafür, dass unsere Verdauung optimal funktioniert. Die Bakterien unterstützen darüber hinaus unser Immunsystem und verringern die Ausbreitung von Krankheitserregern. Bei Unverträglichkeit auf Milchzucker können Sie auf die laktosefreien Varianten zurückgreifen.

HILFT BEI ...

Leichtem Sonnenbrand: Bestreichen Sie ein Leintuch mit kühlem Joghurt und legen Sie den Wickel für etwa 30 Minuten auf die betroffene Hautstelle.
Trockene Kopfhaut: Hier kann eine Maske aus Naturjoghurt helfen. Geben Sie Naturjoghurt auf die Kopfhaut und massieren Sie ihn sanft ein. Nach zehn Minuten abspülen und die Haare mit einem sanften Shampoo waschen.

HÄHNCHEN-APFEL-CURRY MIT JOGHURT

FÜR 2 PERSONEN

400 g Hähnchenbrustfilet
½ Bund Lauchzwiebeln
1 kleine rote Chilischote
1 Knoblauchzehe
2 rotwangige Äpfel
2 EL Öl
1–2 TL Currypulver
150 ml Hühnerbrühe
150 ml Kokosmilch
1 EL Speisestärke
Salz, Pfeffer aus der Mühle
100 g Naturjoghurt (3,5 %)

Zubereitungszeit:
etwa 40 Minuten
Pro Portion: 625 kcal,
52 g EW, 31 g F, 32 g KH,
4 g BST

ZUBEREITUNG

1 Hähnchenbrustfilet waschen, trocken tupfen, und in mundgerechte Stücke schneiden. Lauchzwiebeln putzen, waschen und in Ringe schneiden. Chilischote halbieren, entkernen, waschen und fein würfeln. Knoblauch schälen und hacken. Äpfel waschen, vierteln, entkernen und in Stücke schneiden.

2 Das Öl in einer Schmorpfanne erhitzen und das Fleisch kräftig darin anbraten. Knoblauch, zwei Drittel der Lauchzwiebelringe und Chili hinzufügen, kurz mitdünsten. Äpfel dazugeben und Curry darüberstäuben. Brühe und Kokosmilch mischen, angießen. Zugedeckt etwa 5 Minuten garen. Stärke mit etwas Wasser anrühren und das Curry damit binden. Von der Herdplatte ziehen, mit Salz und Pfeffer abschmecken, Joghurt unterrühren. Mit den restlichen Lauchzwiebelringen bestreut servieren. Dazu passt sehr gut Duftreis.

TIPP

Ein wunderbar wärmendes Gericht im Herbst und Winter: Die Chilischote heizt uns wegen des enthaltenen Wirkstoffes Capsaicin kräftig ein und das Curry steht dem Naturjoghurt bei der Verdauungsförderung zur Seite. Curry ist eine indische Gewürzmischung, die meist aus Kurkuma, Koriander, Senfkörnern, Bockshornklee und Kreuzkümmel, schwarzem Pfeffer und Chili besteht. All diese Gewürze leisten für unsere Gesundheit wertvolle Dienste.

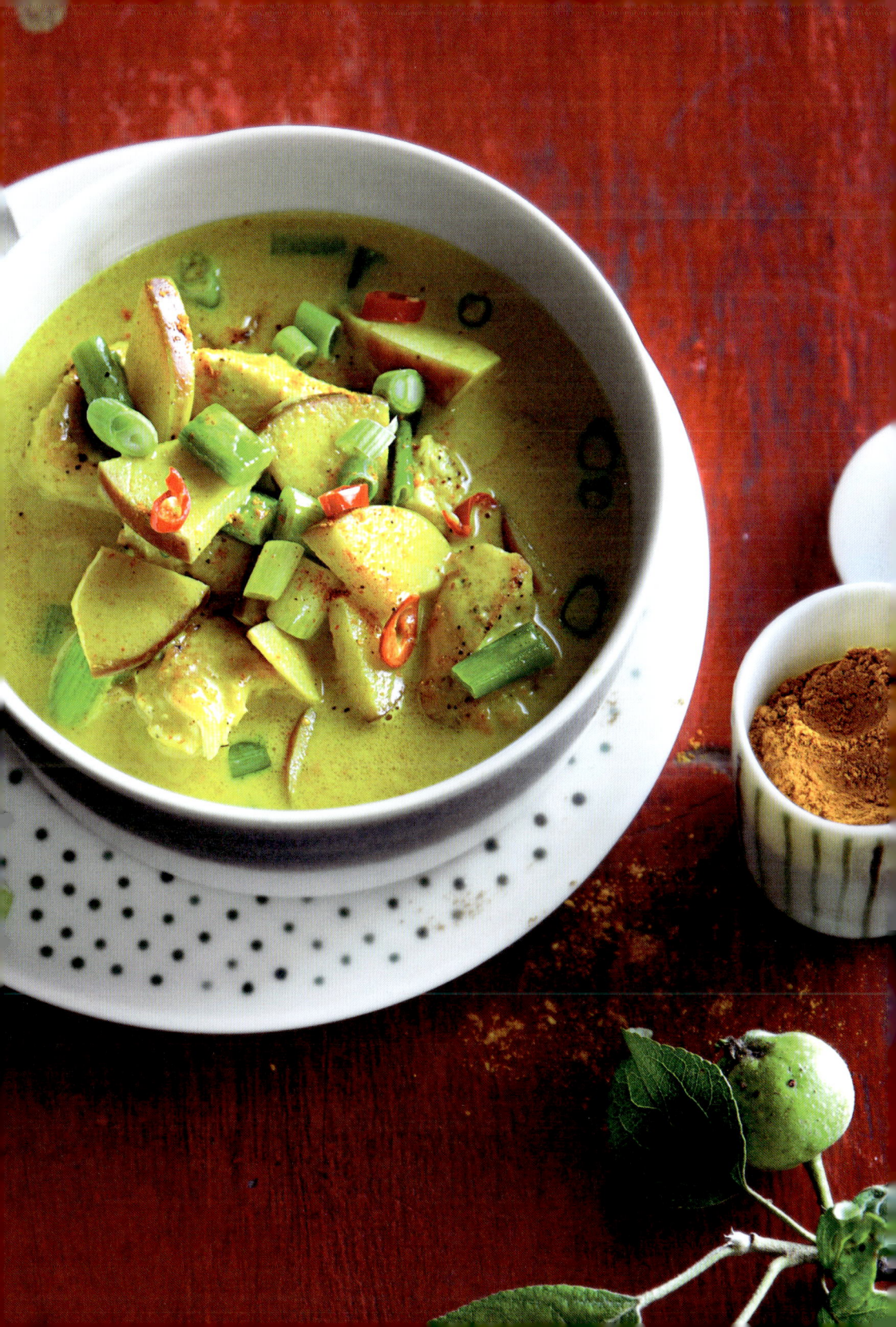

JOGHURT-MOHN-NOCKEN AUF HIMBEERMARK

FÜR 2 PERSONEN

ca. 100 g Himbeeren
25 g Zucker
1 Päckchen Vanillezucker
2 Blatt weiße Gelatine
70 g Sahne
170 g Naturjoghurt
  (3,5 % Fett)
35 g gemahlener Mohn

Zubereitungszeit: 1 Stunde
Kühlen: 4 Stunden
Pro Portion: 360 kcal,
11 g EW, 22 g F, 25 g KH,
6 g BST

ZUBEREITUNG

1 Die Himbeeren verlesen, waschen und trocken tupfen. Die Beeren in einem kleinen Topf aufkochen, ½ EL Zucker und den Vanillezucker dazugeben und etwas einkochen lassen. Die Himbeeren durch ein feines Sieb streichen, sodass möglichst wenig Kerne im Himbeermark bleiben.

2 Die Gelatine in wenig kaltem Wasser 10 Minuten einweichen. Die Sahne in einem hohen Rührbecher mit den Quirlen des Handrührgeräts steif schlagen und kühl stellen. Den Joghurt mit dem restlichen Zucker und dem Mohn verrühren.

3 Die Gelatine gut ausdrücken und tropfnass in einem kleinen Topf bei schwacher Hitze auflösen. 2 bis 3 EL der Joghurtmasse unterrühren, dann die Gelatinemischung unter den restlichen Joghurt rühren. Die Joghurtmischung etwa 30 Minuten kühl stellen, bis sie zu gelieren beginnt. Erst dann die Sahne mit dem Schneebesen unterheben und die Mousse zugedeckt mindestens 4 Stunden kühl stellen.

4 Das Himbeermark als Spiegel auf den Desserttellern verteilen. Aus der Mohnmousse mit zwei Esslöffeln Nocken abstechen und auf den Himbeerspiegel setzen. Nach Belieben mit Schlagsahne und Himbeeren garniert servieren.

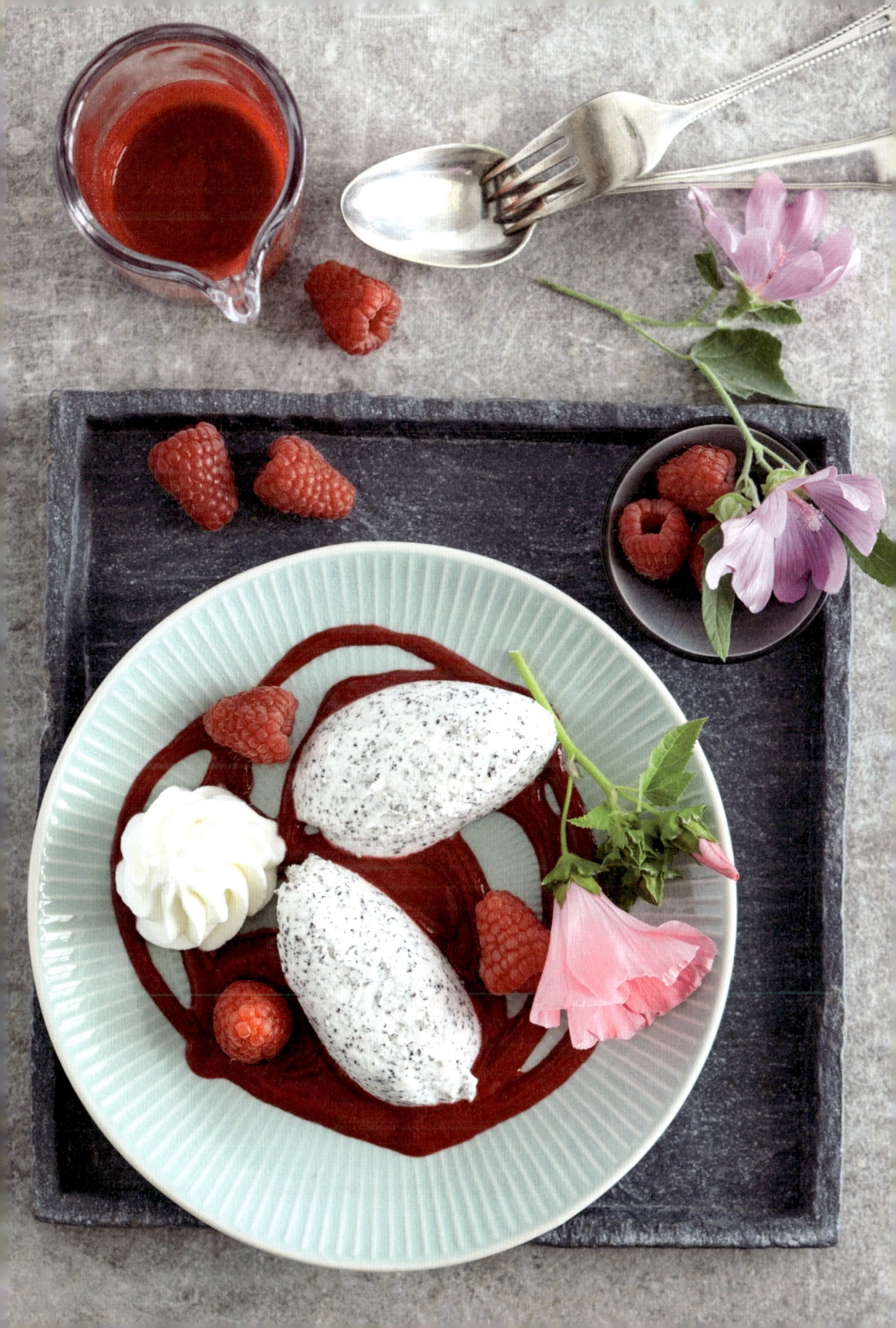

JOGHURTMOUSSE MIT ERDBEER-RHABARBER-KOMPOTT

FÜR 3 PERSONEN

Für die Joghurtmousse:
2 Blatt weiße Gelatine
200 g Naturjoghurt
  (3,5 % Fett)
40 g Zucker
½ EL Vanillezucker
150 g Sahne

Für das Kompott:
375 g Rhabarber
100 ml Apfelsaft
40 g Zucker
½ EL Vanillezucker
½ EL Speisestärke
½ EL Vanillepuddingpulver
½ Bio-Zitrone
250 g Erdbeeren

Für den Pistazienkrokant:
50 g gesalzene, geschälte
  Pistazien
35 g Zucker
½ TL Butter

Außerdem:
3 Gläser (à ca. 150 ml Inhalt)

Zubereitungszeit: 45 Minuten
Kühlen: 2 Stunden
Pro Portion: 570 kcal,
10 g EW, 28 g F, 64 g KH,
7 g BST

ZUBEREITUNG

1 Für die Mousse die Gelatine in kaltem Wasser einweichen. Joghurt, Zucker und Vanillezucker verrühren. Die Sahne steif schlagen. Die Gelatine in einem kleinen Topf bei schwacher Hitze auflösen. 2 EL Joghurtmischung unter die Gelatine rühren, dann diese Mischung zügig unter den übrigen Joghurt rühren. Die Sahne unterheben. Die Masse in die Gläser füllen und mindestens 2 Stunden in den Kühlschrank stellen.

2 Den Rhabarber putzen, schälen und in 1 ½ cm lange Stücke schneiden. 75 ml Apfelsaft in einem Topf mit Zucker und Vanillezucker aufkochen. Den restlichen Apfelsaft mit Speisestärke und Puddingpulver verrühren. Die Stärkemischung unter den Apfelsaft rühren und alles nochmals kurz aufkochen. Den Rhabarber dazugeben und 5 Minuten bei schwacher Hitze weich köcheln.

3 Inzwischen die Zitrone heiß waschen und trocken reiben, 1 TL Schale abreiben und den Saft auspressen. Zitronensaft und -schale unter das Kompott rühren. Das Kompott abkühlen lassen.

4 Für den Krokant die Pistazien hacken. Den Zucker bei schwacher Hitze schmelzen, 1 TL Butter und die Pistazien dazugeben. Die Masse auf ein Backpapier geben und auskühlen lassen.

5 Die Erdbeeren waschen, putzen, in grobe Stücke schneiden und unter das Kompott heben. Das Kompott auf der Joghurtmousse verteilen. Den Pistazienkrokant in Stücke brechen oder hacken und über das Kompott geben.

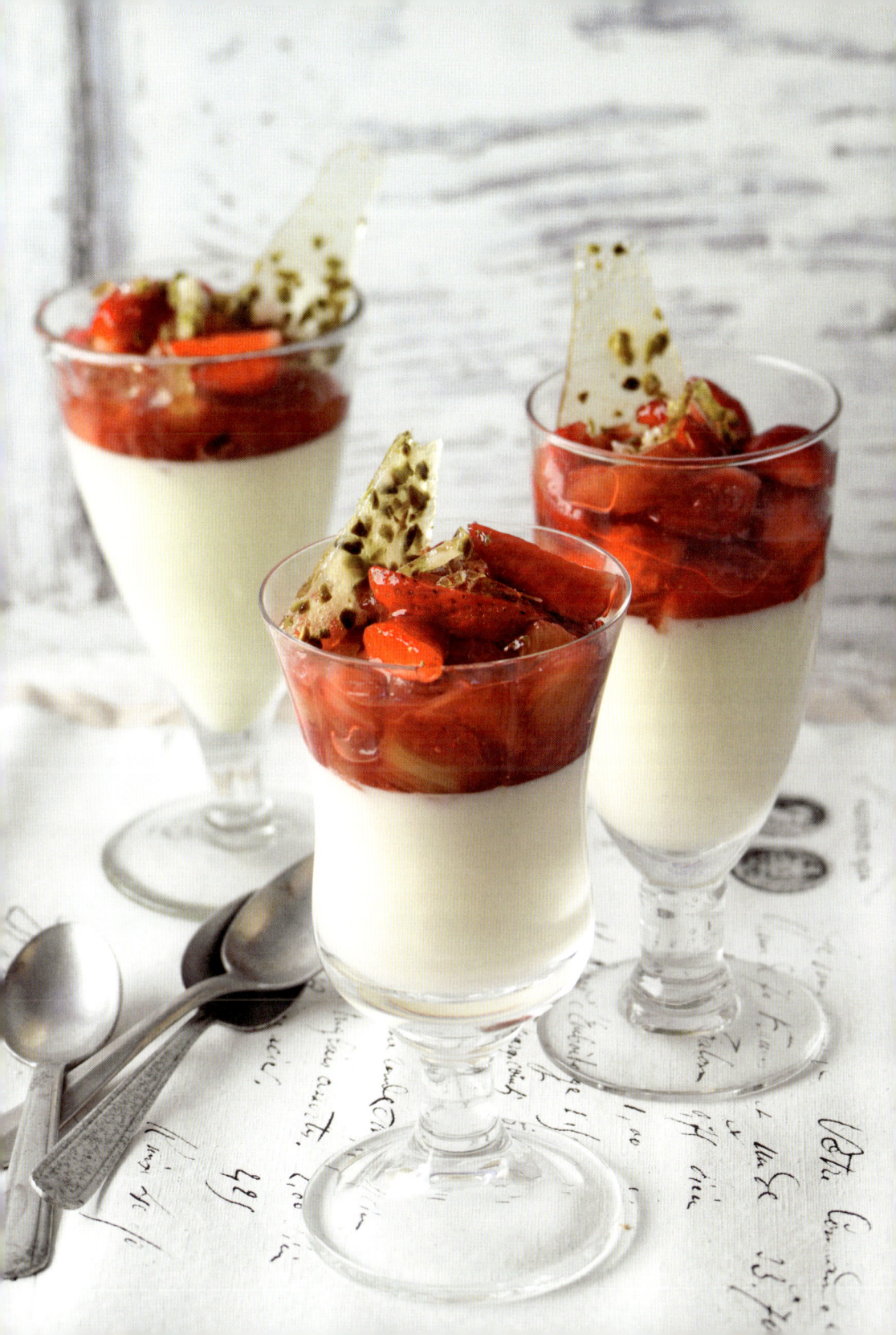

JOGHURTTORTE MIT ERDBEEREN

FÜR 12 STÜCKE

Für den Teig:
100 g Butter
100 g Zucker
100 g Dinkelmehl (Type 630)
100 g gemahlene Mandeln
½ TL Backpulver

Für die Füllung:
13 Blatt Gelatine
400 g Sahne
500 g stichfester Natur-
    joghurt (3,5 % Fett)
200 g Schmand
150 g Zucker
Saft von 1 ½ Zitronen

Für das Topping:
7 Blatt Gelatine
500 g Erdbeeren
Saft von ½ Zitrone
120 g Zucker

Außerdem:
Fett für die Form

Zubereitungszeit: 45 Minuten
Backen: 25 Minuten
Kühlen: mehrere Stunden
Pro Stück: 465 kcal, 9 g EW,
    28 g F, 43 g KH, 2 g BST

ZUBEREITUNG

1 Den Backofen auf 180 °C vorheizen. Den Boden einer Springform (24 cm Durchmesser) mit Backpapier belegen und den Rand einfetten. Für den Teig alle Zutaten in einer Schüssel glatt verkneten und in die Springform verteilen. Im Ofen auf der mittleren Schiene etwa 25 Minuten backen. Herausnehmen, den Teig rundum sofort vorsichtig mit dem Messer lösen und den Rand der Springform entfernen. Den Boden vollständig abkühlen lassen.

2 Den Tortenboden vom Formboden lösen, auf eine Tortenplatte legen und einen Tortenring darum herumstellen. Für die Füllung die Gelatine 10 Minuten in kaltem Wasser einweichen. Die Sahne steif schlagen und kühl stellen. Joghurt und Schmand mit Zucker und Zitronensaft verrühren. Die Gelatine gut ausdrücken, in 2 EL etwa 80 °C warmem Wasser auflösen und unter die Joghurtmasse rühren. Sobald die Masse andickt, die Schlagsahne unterheben und die Füllung auf dem Tortenboden verteilen. Die Torte mehrere Stunden, am besten über Nacht, kühl stellen.

3 Für das Topping die Gelatine 10 Minuten in kaltem Wasser einweichen. Die Erdbeeren waschen, putzen und mit Zitronensaft und Zucker fein pürieren. Die Gelatine gut ausdrücken, in 2 EL etwa 80 °C warmem Wasser auflösen und unter die Erdbeermasse rühren. Das Erdbeerpüree auf der Torte verteilen und weitere 2 Stunden kühl stellen.

4 Vor dem Servieren den Tortenring entfernen, die Torte in Stücke schneiden und servieren. Nach Belieben mit ungespritzten Rosenblütenblättern und Erdbeeren garnieren.

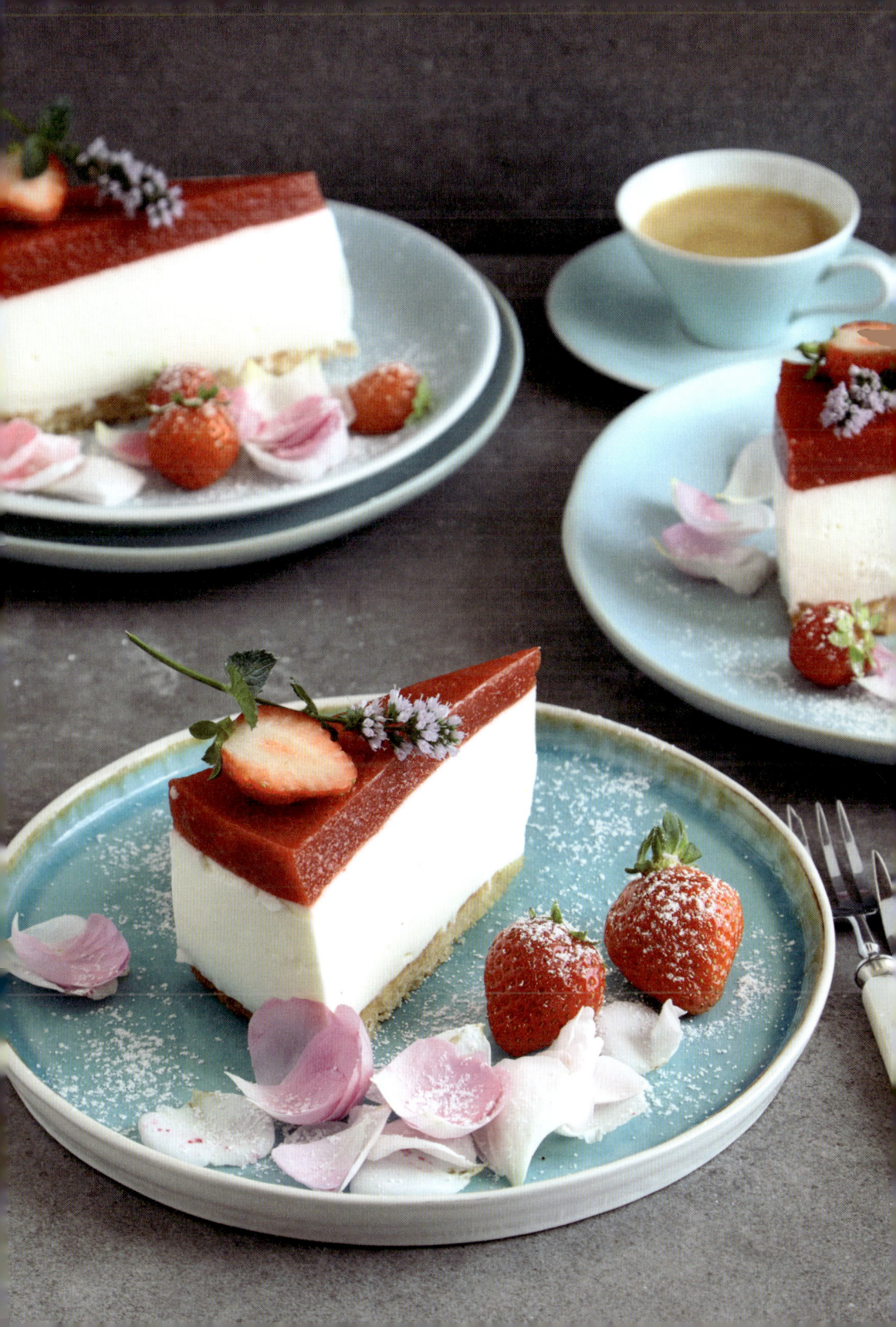

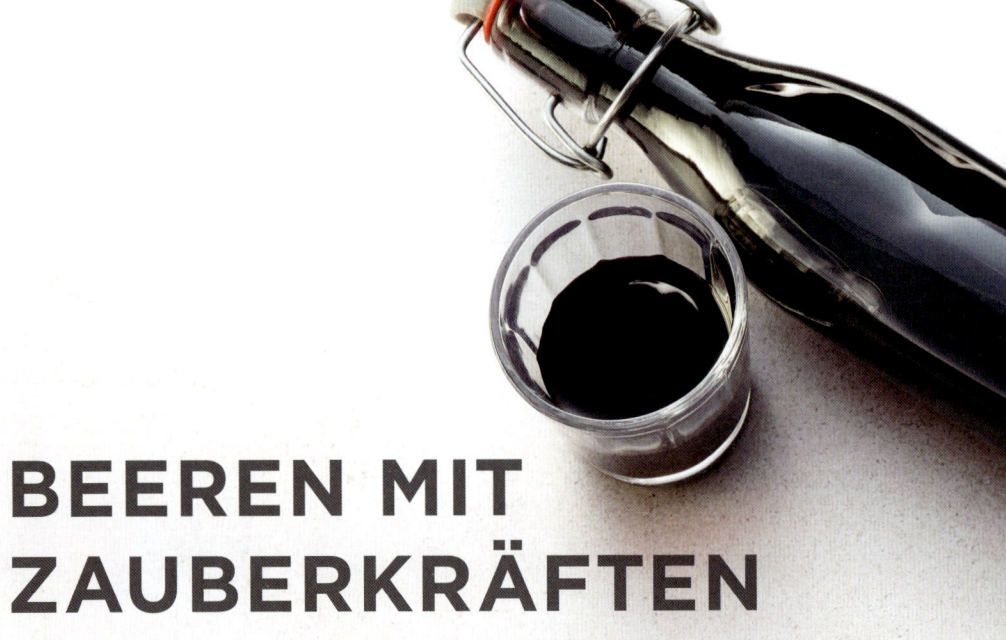

BEEREN MIT ZAUBERKRÄFTEN

Schwarzer Holunder hat schon seit jeher eine mythologische Bedeutung. Die Germanen glaubten, dass im Hollerstrauch eine Schutzgöttin wohnte, die Zauberer und Hexen abwehrte. Welche „magischen" Kräfte sind dem Superfood von heute zuzuschreiben?

STECKBRIEF

SAISON: Holundergewächse kommen fast in ganz Europa vor. Sie wachsen vor allem in Auwäldern sowie Gebüschen und blühen im Frühsommer, sprich im Juni und Juli. Aus den kleinen, gelbweißen Blüten entwickeln sich im Sommer die schwarzen Früchte.

SORTEN IN DEUTSCHLAND: Neben den Wildformen gibt es auch Zuchtsorten für den heimischen Garten. Holunderdolden können Sie auch auf Wochenmärkten erwerben. Wenn Sie selbst sammeln, sollten Sie den Schwarzen Holunder nicht mit dem Zwergholunder oder Rotem Holunder verwechseln. Fragen Sie bei Zweifeln einen Fachmann.

LAGERUNG & ZUBEREITUNG: Ernten Sie reife Früchte, in dem Sie ganze Dolden abschneiden. Um Flecken zu vermeiden, tragen Sie am besten Küchenhandschuhe. Der Verzehr der rohen Früchte oder daraus hergestellte Produkte wie Saft kann zu Erbrechen, Bauchschmerzen und Durchfall führen. Damit der enthaltene Giftstoff zerfällt, sollten Sie Früchte und Saft auf über 80 °C erhitzen.

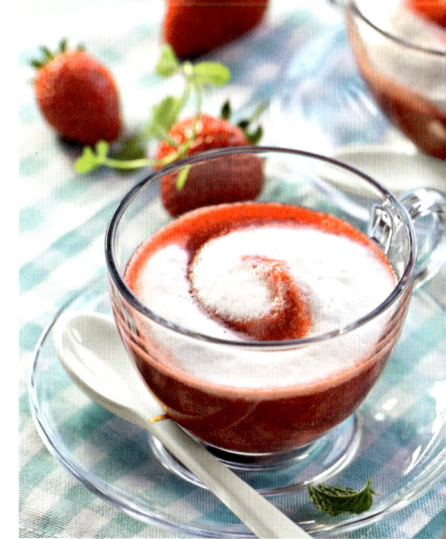

HOLUNDER-CAPPUCCINO MIT ERDBEEREN

FÜR 2 PORTIONEN
125 g Erdbeeren · 150 g Wassermelone
3 g Ingwer · 100 ml Holunderbeersaft
50 ml fettarme Milch
Zubereitungszeit: ca. 10 Minuten
Pro Portion: 92 kcal, 3 g EW, 1 g F, 17 g KH, 1 g BST

1 Erdbeeren waschen und putzen, Melone schälen, entkernen und in Stücke schneiden. Ingwer schälen.

2 Erdbeeren, Melonen-Fruchtfleisch und Ingwer mit dem Holunderbeersaft pürieren. Die Milch erhitzen und aufschäumen. Das Fruchtmus auf Tässchen verteilen und mit dem Milchschaum bedecken.

NÄHRSTOFFGEHALT: In den Powerbeeren steckt viel Vitamin A, Vitamin C und B-Vitamine. Sie zeichnen sich zudem durch einen hohen Mineralstoffgehalt von Kalium, Eisen sowie Folsäure aus. Sie enthalten auch sekundäre Pflanzenstoffe, die das Immunsystem stärken, wichtige Körperfunktionen unterstützen und nach beispielsweise einer Magen-Darm-Erkrankung helfen, den Mineralstoffhaushalt wiederaufzubauen.

HILFT BEI ...

Erkältung: Holunderblüten und -beeren sind ein bewährtes Mittel gegen Fieber, Schnupfen und Husten. Als Tee oder Aufguss helfen sie dabei, den Infekt auszuschwitzen.

Stärkung der Abwehrkräfte: Holunderbeerensaft enthält viel Vitamin C. Beim Erhitzen darauf achten, dass die Temperatur 100 Grad nicht übersteigt. So bleibt das hitzeempfindliche Vitamin C erhalten.

Harnwegsinfekten: Bei leichten Beschwerden hilft wassertreibender Holundertee, den Infekt auszuschwemmen.

WALLERSPIESS AUF SALAT MIT HOLUNDERBLÜTENDRESSING

Für die Spieße:
400 g Wallerfilet
½ Zitrone
½ Bund Petersilie
½ EL Holundersirup
Salz, Pfeffer aus der Mühle
2 kleine rote Äpfel
2 EL Zitronenöl zum Braten

Für den Salat:
½ Kopfsalat
½ Lollo rosso
1 EL Apfelessig
2 EL Öl
Salz
Pfeffer aus der Mühle
1 EL Holundersirup
Borretschblüten zum
    Garnieren

Zubereitungszeit: 35 Minuten
Pro Portion: 640 kcal,
32 g EW, 43 g F, 29 g KH,
4 g BST

ZUBEREITUNG

1 Für die Spieße das Wallerfilet kurz waschen, mit Küchenpapier trocken tupfen und in etwa 2 ½ cm große Würfel schneiden. Die Zitrone auspressen. Die Petersilie waschen und trocken schütteln, die Blätter abzupfen und fein hacken. Die Fischwürfel mit Zitronensaft, Holundersirup, Salz, Pfeffer und Petersilie mischen und etwa 20 Minuten marinieren.

2 Die Äpfel waschen, mit der Schale achteln, entkernen und die Achtel zweimal quer durchschneiden; die Stücke sollten etwa so groß sein wie die Fischwürfel. Apfelstücke und Fischwürfel abwechselnd auf lange Holzspieße stecken.

3 Für den Salat vom Kopfsalat und vom Lollo rosso die äußeren Blätter entfernen. Die Salate in die einzelnen Blätter teilen, waschen, trocken schleudern und in mundgerechte Stücke zupfen.

4 Das Zitronenöl in einer Pfanne erhitzen und die Spieße darin bei mittlerer Hitze auf jeder Seite 2 bis 3 Minuten braten, dabei möglichst wenig wenden.

5 Essig, Öl, Salz und Pfeffer zu einem Dressing verrühren und mit Holundersirup nach Geschmack süßen. Das Dressing über dem Salat verteilen und gut untermischen.

6 Den Salat auf Teller verteilen und die Waller-Apfel-Spieße darauf anrichten. Nach Belieben mit Borretschblüten garnieren und servieren.

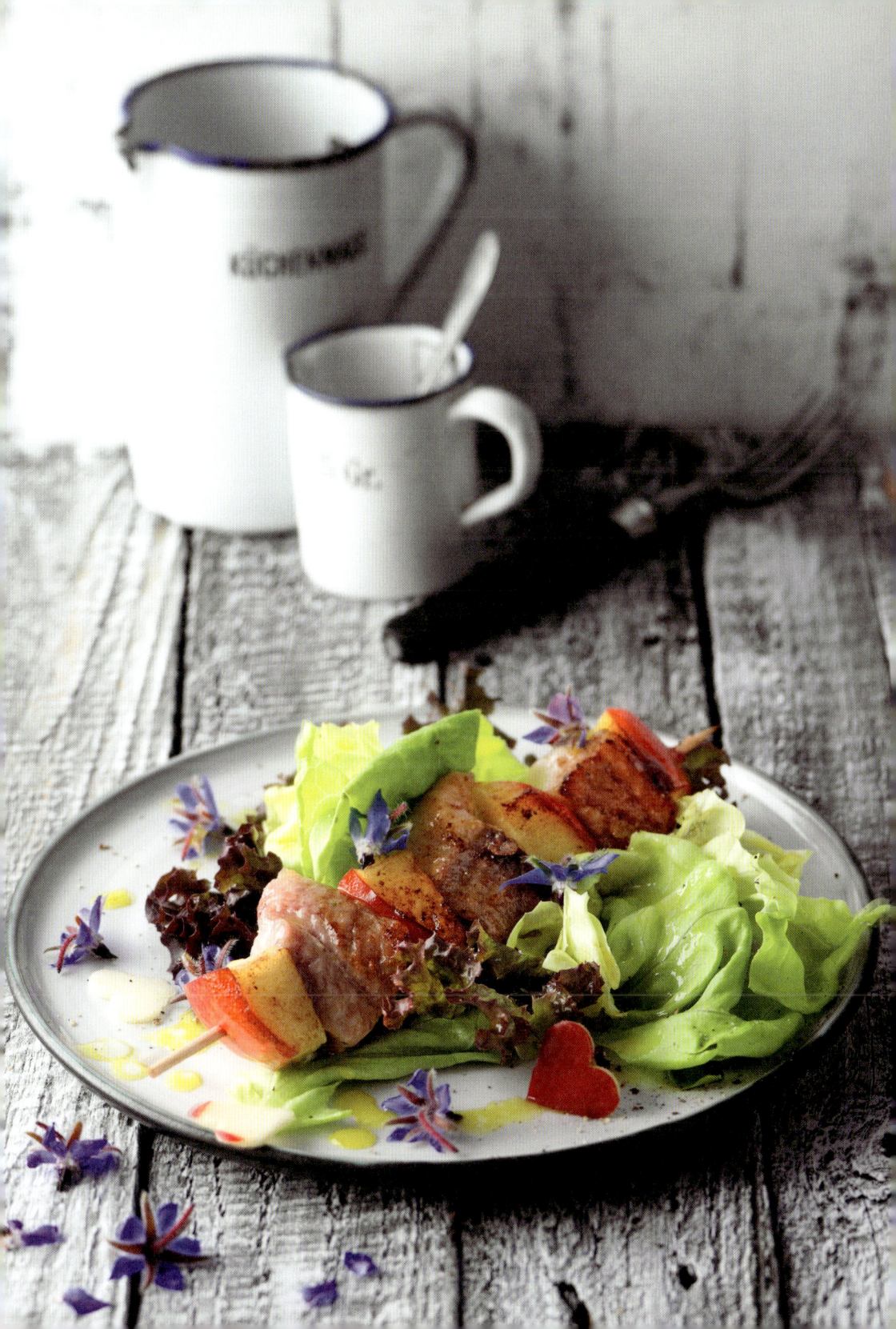

HOLUNDERBEERSUPPE MIT APFEL

FÜR 4 PERSONEN

1 Bio-Zitrone
¾ l Holunderbeersaft
1 Stange Zimt
1 Apfel
20 g Speisestärke
3 EL kaltes Wasser

Zubereitungszeit:
15 Minuten, ohne Ziehzeit
Pro Portion: 140 kcal,
4 g EW, 3 g F, 22 g KH,
1 g BST

ZUBEREITUNG

1 Zitrone heiß abwaschen, abtrocknen. Die Schale dünn abschneiden und den Saft auspressen.

2 Holunderbeersaft, die Hälfte der Zitronenschale und Zimtstange einmal aufkochen, vom Herd nehmen und etwa 30 Minuten ziehen lassen.

3 Apfel schälen, vierteln, entkernen und in Spalten schneiden.

4 Die Apfelspalten mit Holunderbeer- und Zitronensaft sowie der restlichen Zitronenschale zum Kochen bringen.

5 Speisestärke mit Wasser anrühren, in die Suppe rühren und unter Rühren aufkochen lassen.

6 Die Suppe nach Belieben warm oder kalt servieren. Nach Belieben 1 Kugel Vanilleeis daraufsetzen.

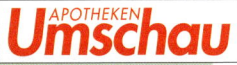

TIPP

Erkältungsviren wird mit diesem Rezept der Kampf angesagt: Holunder ist ein uraltes Heilmittel bei Erkrankungen der oberen Atemwege. Doch auch präventiv leistet die Pflanze wertvolle Dienste: So steckt nicht nur unter anderem viel Vitamin C in den Powerbeeren, sondern auch sekundäre Pflanzenstoffe, die positiv auf unser Immunsystem wirken.

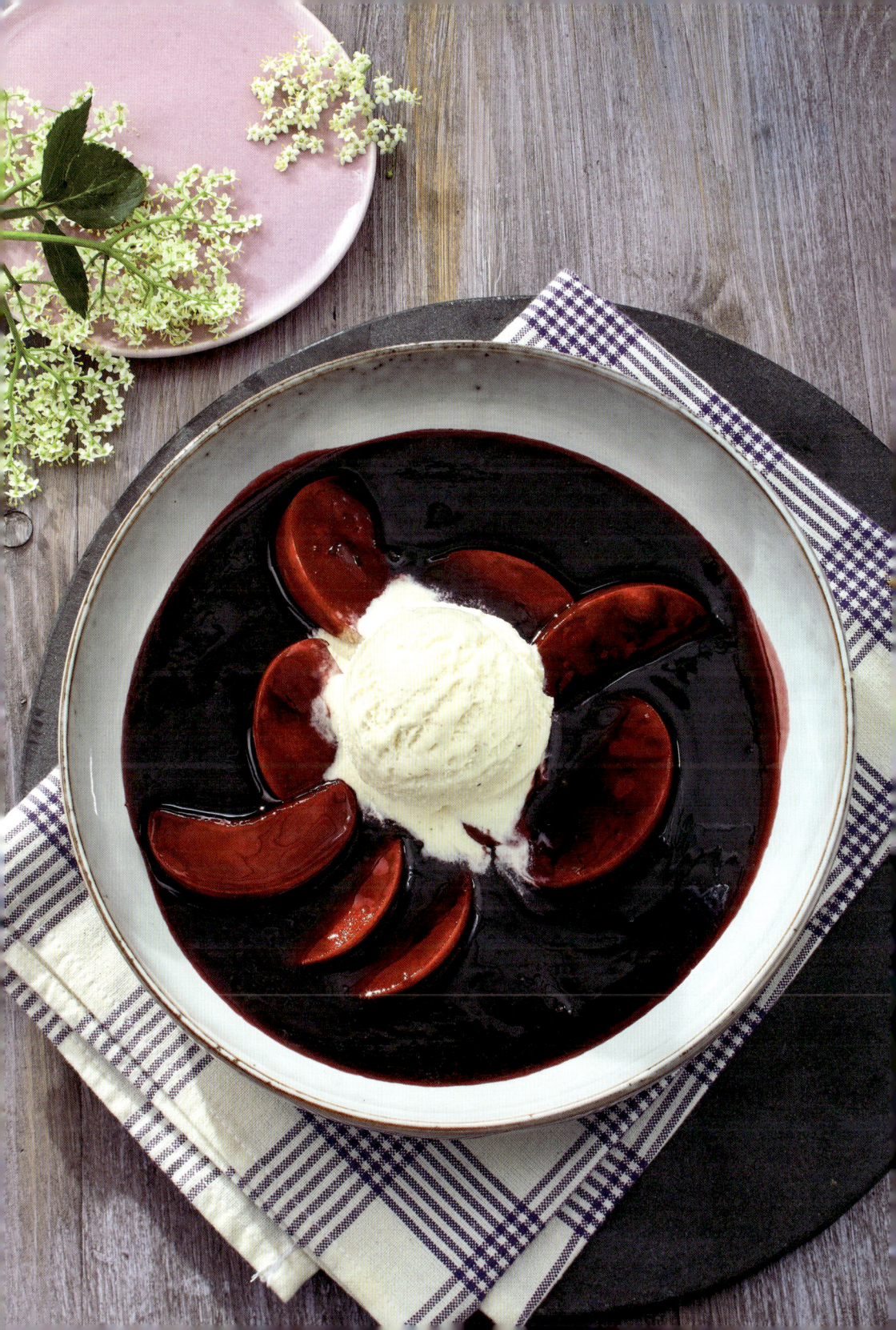

HOLUNDERBLÜTENSORBET UND APFELKUCHEN

FÜR 6 PERSONEN

Butter für die Form
1,2 kg Äpfel (z. B. Boskop)
4 Eier
200 g Zucker
Mark von 1 Vanilleschote
125 g Mehl

Für das Sorbet:
6–8 Bio-Zitronen
250 g Zucker
½ l Holunderblütensirup

Zubereitungszeit: 50 Minuten
Backen: ca. 1 Stunde
Gefrieren: 3–4 Stunden
Pro Portion: 585 kcal,
7 g EW, 5 g F, 121 g KH,
4 g BST

ZUBEREITUNG

1 Für den Kuchen den Backofen auf 175 °C vorheizen. Eine Springform (24 cm Durchmesser) einfetten. Die Äpfel vierteln, schälen, entkernen und in kleine Würfel schneiden. Die Apfelstücke gleichmäßig in der Springform verteilen. Eier, Zucker und Vanillemark mit den Quirlen des Handrührgeräts cremig rühren. Das Mehl vorsichtig unterheben. Den Teig über den Äpfeln verteilen und den Kuchen im Ofen auf der mittleren Schiene 50 bis 60 Minuten backen.

2 Für das Sorbet 4 Bio-Zitronen heiß waschen, trocken reiben und die Schale in Zesten abziehen. Alle Zitronen halbieren und auspressen (das sollte etwa 400 ml Zitronensaft ergeben). In einem Topf den Saft mit Zucker und Holunderblütensirup unter Rühren erhitzen, bis sich der Zucker völlig aufgelöst hat. Den Topf vom Herd nehmen, die Zitronenzesten hinzufügen und in der Zuckerlösung ziehen lassen.

3 Den Holunderblüten-Zitronen-Sirup in einen gefrierfesten Behälter füllen und ohne Deckel 3 bis 4 Stunden ins Tiefkühlfach stellen, dabei alle 30 Minuten durchrühren, damit sich keine größeren Eiskristalle bilden.

4 Je 1 Stück lauwarmen Apfelkuchen mit je 1 Kugel Sorbet auf Tellern anrichten und servieren. Nach Belieben mit frischer Minze dekorieren.

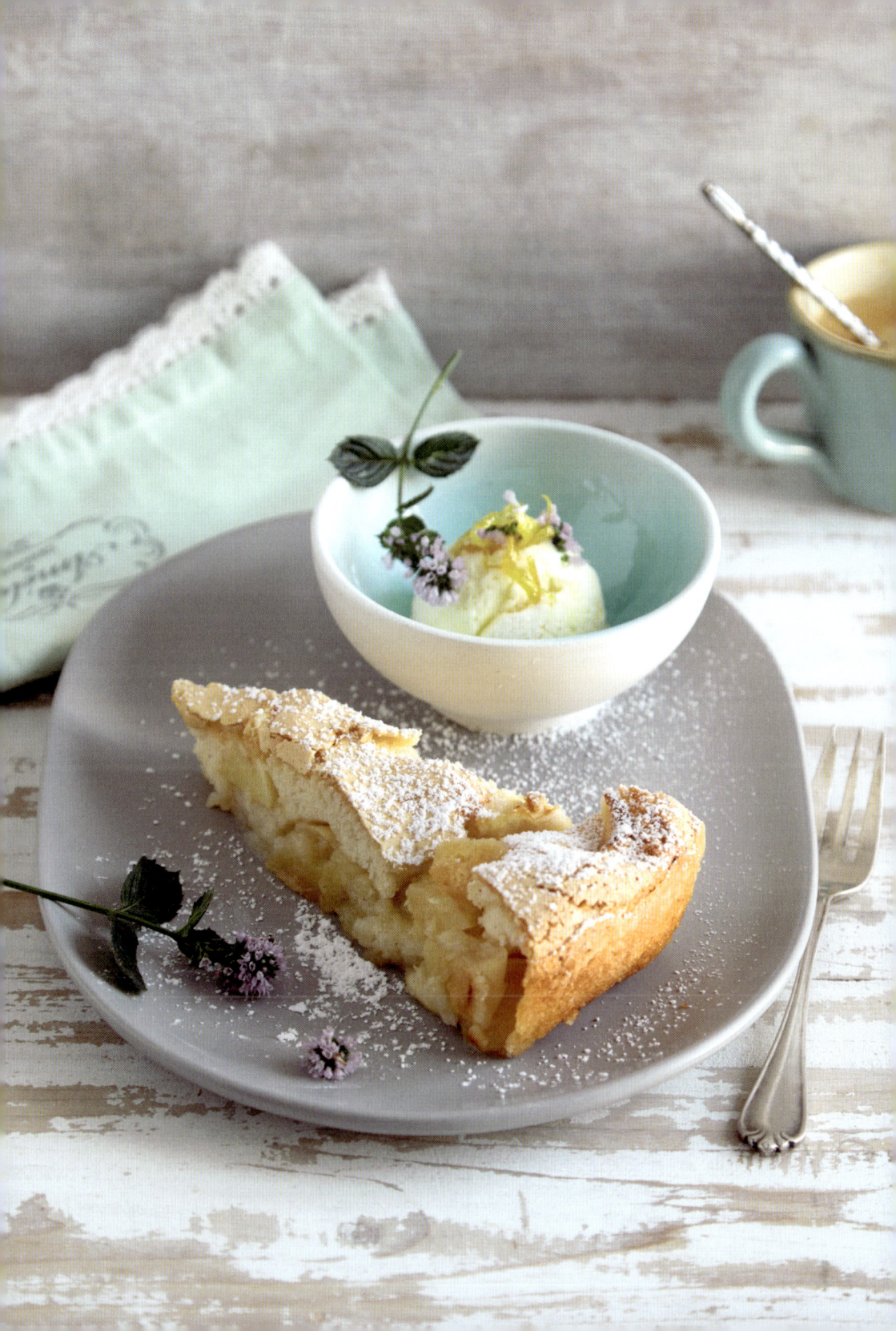

APFEL-ZIMT-WAFFELN
MIT HOLUNDERBEERENSAUCE

FÜR CA. 8 STÜCK

3 große Äpfel (ca. 500 g)
200 g Zucker
400 ml Holunderbeersaft
1 EL Zitronensaft
1 TL Zimtpulver
2 große Eier
100 ml helles Rapsöl
1 Päckchen Vanillezucker
150 g Mehl
50 g gemahlene Walnüsse
1 TL Backpulver
100 ml Apfelsaft
Puderzucker

Außerdem:

helles Rapsöl zum Backen

Zubereitungszeit:
etwa 50 Minuten
Pro Stück: 392 kcal,
6 g EW, 17 g F, 52 g KH,
2 g BST

ZUBEREITUNG

1 Die Äpfel schälen, entkernen, grob raspeln und mit Zucker vermengen. Zwei Drittel davon mit Holunderbeersaft langsam bei geringer Hitze auf die Hälfte einkochen.

2 Restliche Apfelmasse mit Zitronensaft, Zimt, Eiern, Öl, Vanillezucker, Mehl, gemahlenen Walnüssen, Backpulver und Apfelsaft gut verrühren. Heißes Waffeleisen mit wenig Rapsöl einpinseln. Nach und nach aus dem Teig Waffeln backen.

3 Holunderbeersaft mit den Äpfeln zu dickflüssiger Sauce pürieren. Waffeln mit der Sauce servieren und mit Puderzucker bestreuen.

TIPP

Es gibt erste Hinweise dafür, dass Schwarzer Holunder sich positiv auf den Blutdruck auswirken soll und auch bei Diabetes eingesetzt werden könnte. Keine Holunderzeit? Kein Problem – die positiven Wirkung können Sie auch über das Jahr hinweg genießen, da nicht nur in den Blüten, sondern auch in den Blättern gesundmachende Stoffe enthalten sind.

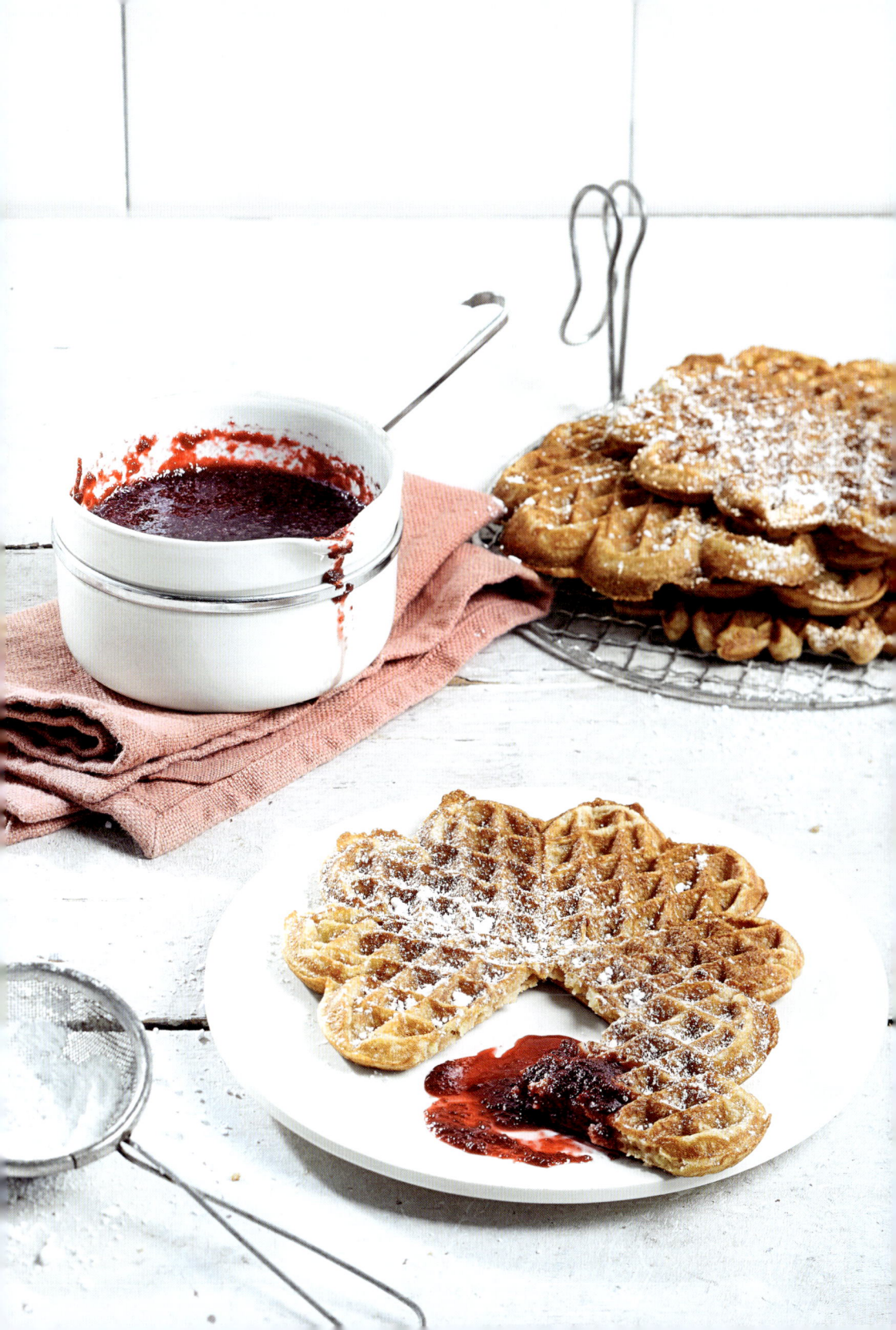

KLEIN, ABER OHO

KRAFTPAKETE
VON DER FENSTERBANK

Microgreens sind Gemüsepflanzen, bei denen nur die Keimblätter zu sehen sind. Auch mit den noch jüngeren, selbst gezogenen Sprossen können Sie im Handumdrehen für frisches Grün in den Wintermonaten sorgen. Was müssen Sie beim Anpflanzen der nährstoffreichen Pflänzchen beachten?

POWER IM KEIMGLAS

Bei Sprossen handelt sich um den Austrieb von Saatgut, das voll wertvoller Ballaststoffe, Vitamine, Mineralstoffe und Eiweiß steckt. Verwenden Sie hierfür unbehandelte Ware und nach Möglichkeit spezielles Sprossensaatgut. Zu den bekanntesten Vertretern gehört Kresse. Aber auch Radieschen, Linsen, Mungbohnen oder Alfalfa sind eine hervorragende Wahl. Für Kresse befeuchten Sie Küchenpapier mit Wasser und verteilen die Saat darauf. Nach wenigen Tagen können Sie die Ausbeute genießen.

Es gibt spezielle Sprossengläser im Handel, die Sie aber auch selbst herstellen können. Wie das geht? Dafür bohren Sie in einen Plastik-Schraubdeckel Löcher. Dann geben Sie die Saat und etwas Wasser in das Glas und weichen sie entsprechend der Packungsbeilage ein. Regelmäßiges Spülen gehört dazu. Beobachten und staunen Sie, wie Tag für Tag daraus Sprossen entstehen. Die kleinen Sprossen eignen sind hervorragend dafür, Brote, Suppen, Salate und Saucen aufzupeppen.

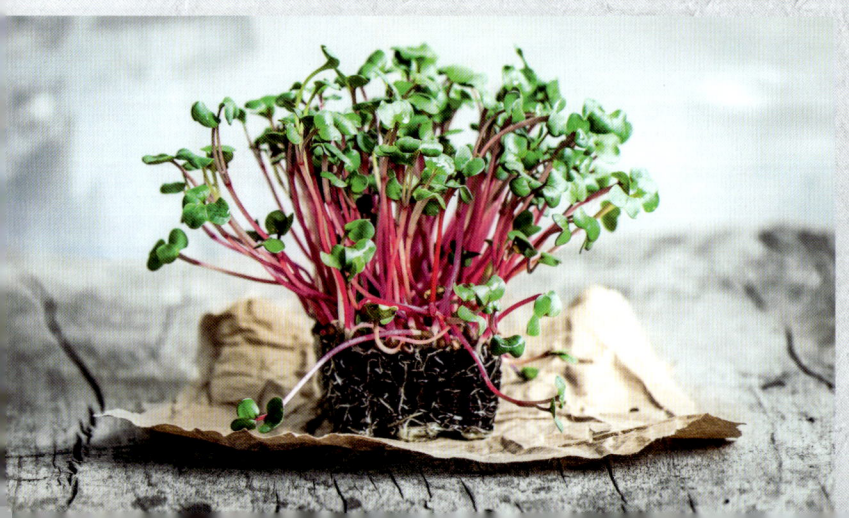

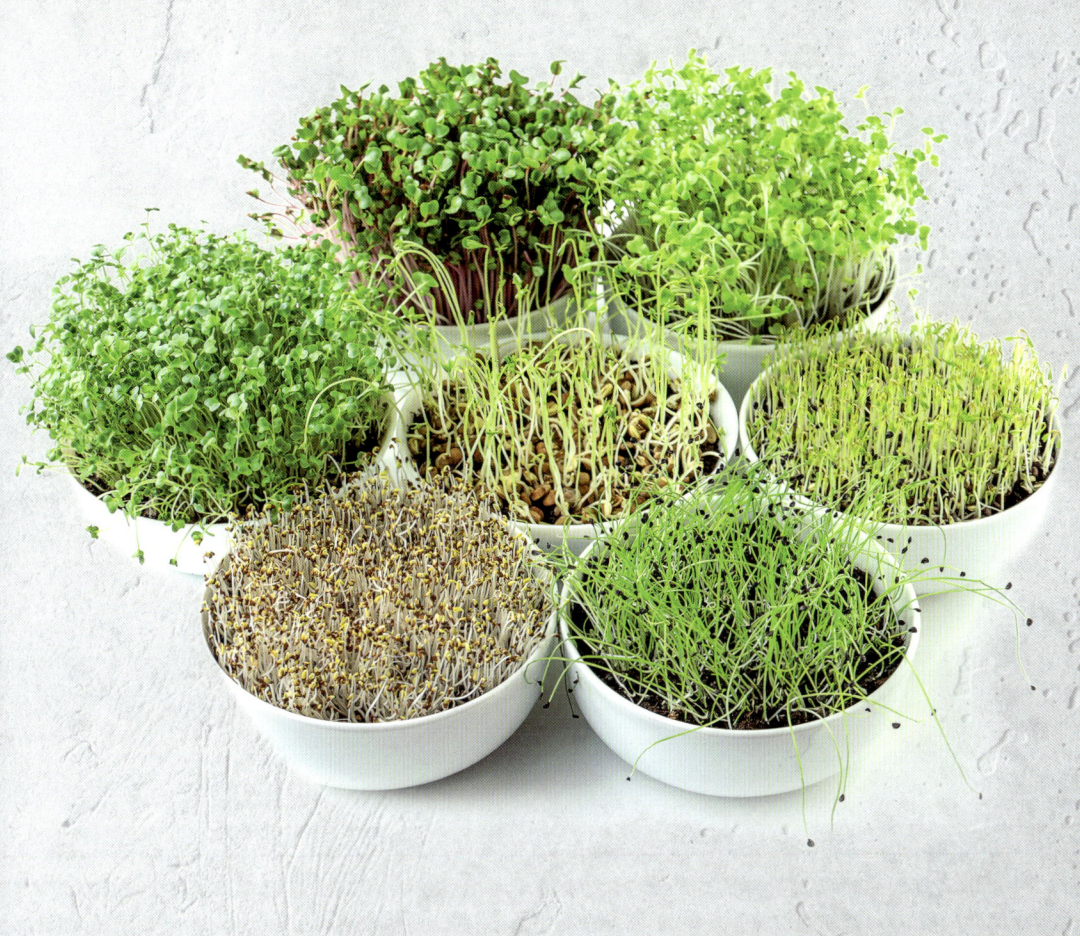

MICROGREENS

Die nächste Stufe erreichen Sie mit diesen alten Bekannten im neuen Gewand – für diese Nährstoffwunder werden Sie auch ohne Garten zum Gemüsezüchter. So manchem ist es schon passiert, dass er versehentlich aus vergessenen Sprossen Microgreens gemacht hat. Hierfür benötigen Sie nur eine Schale oder einen tiefen Teller. Das Schöne daran: Der Anbau ist nicht teuer und kostet nur etwas Mühe. Beliebt sind die Pflänzchen von Roter Bete, Radieschen und Brokkoli. Richten Sie sich nach Möglichkeit nach der Packungsaufschrift, säen Sie das Saatgut eng und besprühen Sie die Pflanzen nur leicht, um die Erde feucht zu halten. Microgreens werden dann geerntet, wenn die ersten Keimblätter zu sehen sind – spätestens beim zweiten Blattpärchen sind sie reif zum Verzehr. Schneiden Sie sie ab und erfreuen Sie sich am frischen und äußerst leckeren Geschmack.

REGISTER

IMPRESSUM

SUPERFOODS

Ein Gesundheitsratgeber
der Apotheken Umschau

ISBN 978-3-927216-57-0
PZN: 16513049

1. Auflage 2020
Wort & Bild Verlag
Konradshöhe GmbH & Co. KG
Konradshöhe 1, 82065 Baierbrunn
Handelsregister: Amtsgericht München
HRA 44980
USt-ID-Nr. DE 130750628

Geschäftsführer: Andreas Arntzen
(Vorsitzender), Dr. Dennis Ballwieser
Chefredakteur: Dr. Hans Haltmeier

© 2020 Wort & Bild Verlag Konradshöhe
GmbH & Co. KG

Bildbearbeitung: Rainer Wecker
Produktion: Angelika Emmert
Text: In Zusammenarbeit mit
Eva Dotterweich
Druck: Optimal Media GmbH, Röbel/Müritz

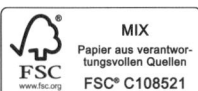

MIX
Papier aus verantwor-
tungsvollen Quellen
FSC® C108521

Im Vertrieb der Edel Verlagsgruppe
Edel Germany GmbH,
Neumühlen 17, 22763 Hamburg,
buchvertrieb@edel.com

Das Layout und die Inhalte dieses Buches
wurden lizensiert von der ZS Verlag GmbH.
© 2020 ZS Verlag GmbH
Kaiserstraße 14 b, D-80801 München

Hinweis

Die Ratschläge in diesem Buch wurden
sorgfältig von Autoren und Verlag erarbei-
tet und geprüft. Erkrankungen gehören in
ärztliche Behandlung. Das Buch kann daher
keinen ärztlichen Rat ersetzen.

Bildnachweis

Bonisolli, Barbara für ZS: 111
Fotostudio Diercks für ZS: 133
Jansen, Vanessa für ZS: 69, 79
Kramp & Gölling für ZS: 19, 29, 43, 65, 71,
125, 131
Liebau, Adrian für ZS: 97
Mader & Schmid für ZS: 13, 61, 67, 83, 101
Schütz, Anke für ZS: 47, 57, 113, 123, 127, 135
Timmann, Claudia für ZS: 17, 31, 39, 53, 55,
85, 89, 93, 95, 109, 115
Westermann, Jan-Peter für ZS: 21, 59, 77
Winner, Katrin für ZS: S. 2, 12, 22, 34, 44,
54, 64, 76, 86, 96, 99, 106, 118, 119, 128;
Innenklappe vorn
Zanin, Melanie für ZS: 103

W&B/Kirsch, André: 4
W&B/Brachat, Oliver: 37
W&B/Büttner, Sabine: 137
W&B/Mader & Schmid: 63, 105, 121, 129
W&B/Rynio, Jörn : 15, 23, 25, 27, 35, 41, 45,
49, 73, 87, 91, 107
W&B/Winner, Katrin: 51
W&B/Smend, Maja S. 81

Shutterstock: S. 6,7, 8, 9, 10, 33, 75, 116, 117,
138, 139

Lesen Sie außerdem:

So lecker, So gesund!

Ausgewogene Ernährung und nachhaltiges Abnehmen – die Experten der *Apotheken Umschau* erklären, wie's geht.

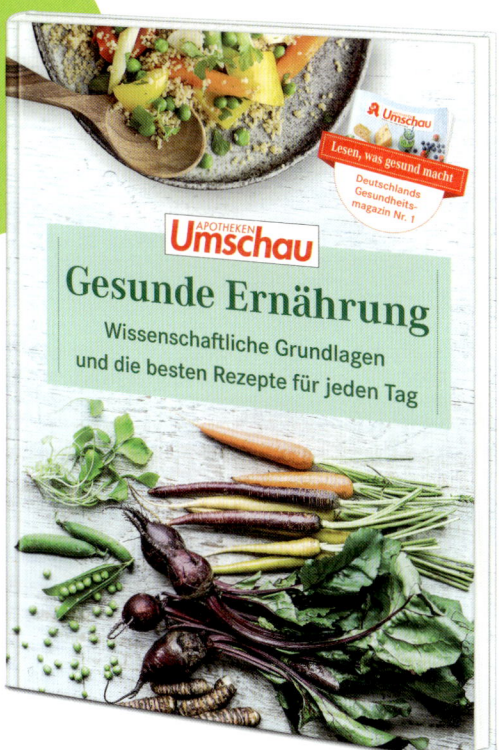

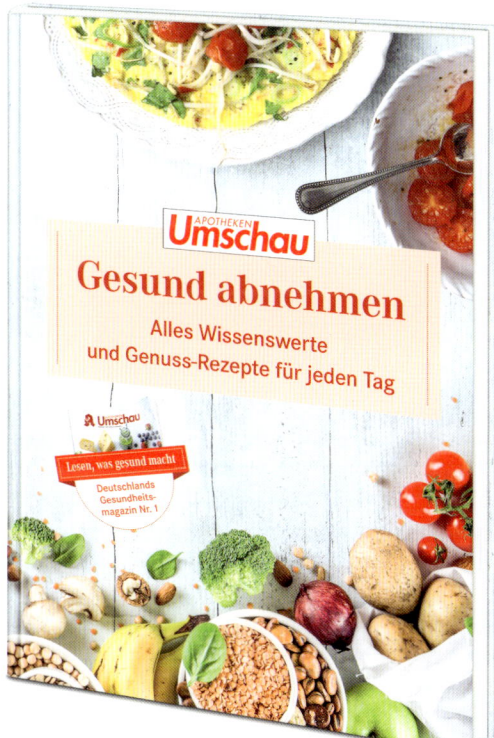

Gesunde Ernährung

Preis: 19,99 EUR (DE) | 20,60 EUR (AT)
PZN: 16228633
ISBN: 978-3-927216-52-5

Gesund abnehmen

Preis: 19,99 EUR (DE) | 20,60 EUR (AT)
PZN: 16228656
ISBN: 978-3-927216-53-2

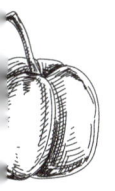

JETZT ERHÄLTLICH

in Ihrer Apotheke, im Buchhandel oder
über unseren Partner Herold Fullfillment GmbH unter:
E-Mail: bestellungen@herold-va.de
Fax: 089/61 38 71-20

Anzeige

#WirktLokal

Kennen Sie die Leistungen Ihrer Apotheke vor Ort?

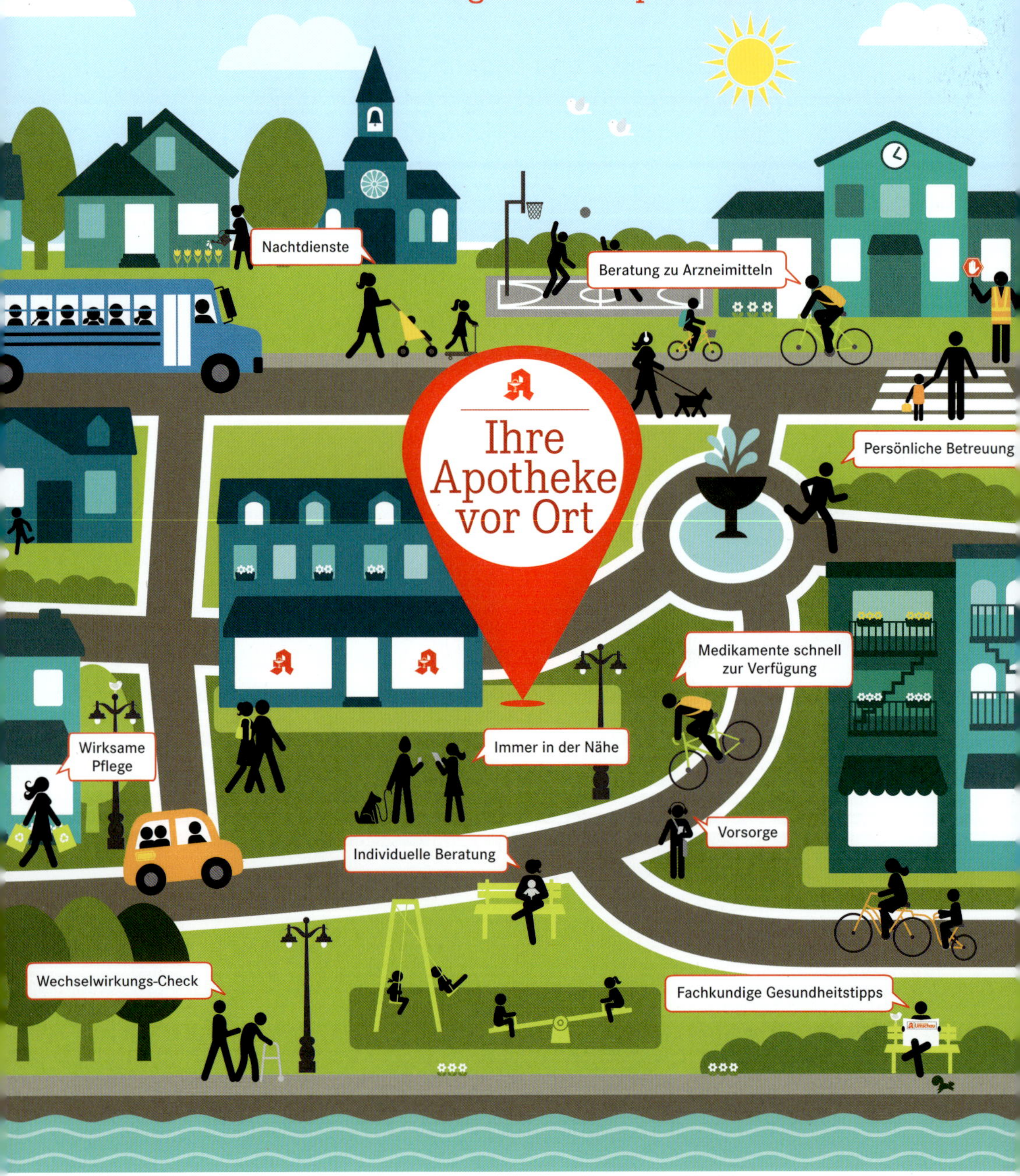

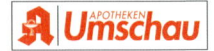
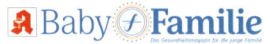
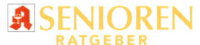
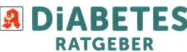